I0035632

DÉPOT LÉGAL
Alpes Maritimes
912   2
1903

Dʳ J. MALGAT

LA CURE SOLAIRE

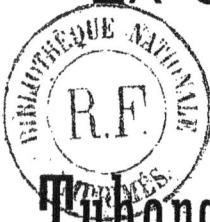

DE LA

Tuberculose Pulmonaire

A NICE

BIBLIOTHÈQUE NATIONALE
R.F

NICE
—
IMPRIMERIE SPÉCIALE DU "PETIT NIÇOIS", 17, AVENUE DE LA GARE
—
1903

T
733

Dr J. MALGAT

—

LA CURE SOLAIRE

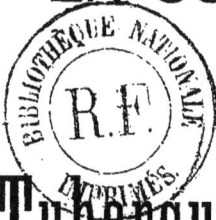

DE LA

Tuberculose Pulmonaire

A NICE

BIBLIOTHÈQUE NATIONALE R.F. IMPRIMÉS

NICE
—
IMPRIMERIE SPÉCIALE DU " PETIT NIÇOIS ", 17, AVENUE DE LA GARE
—
1903

Te 77
733

AVANT-PROPOS

J'ai l'honneur de soumettre ce travail au corps médical, en lui demandant sa bienveillante attention pour les idées que j'y expose. Il y est traité de la cure de la tuberculose pulmonaire. Les désillusions que nous avons tous éprouvés si souvent, à l'annonce du remède nouveau, qui toujours devait guérir nos malades et qui jamais n'était fidèle, me rendent modeste en présentant celui-ci. Pourtant, si je me trompe à mon tour, malgré mes recherches et mes expériences, j'aurai simplement fait une œuvre inutile, digne de l'oubli, mais je n'aurai nuit à personne.

Mon remède, en effet, est le soleil. Il consiste dans l'application de sa lumière aux lésions bacillaires, d'une manière systématique et méthodique : j'ai mis à profit ses qualités toniques et antiseptiques, avec un succès qui a dépassé mes espérances.

Dans la première partie de mon travail, j'ai étudié l'éclairement de Nice et du Littoral méditerranéen, j'ai mesuré son intensité lumineuse, et j'en ai calculé la valeur chimique.

Dans la seconde partie, j'ai démontré la pénétration dans l'intérieur de l'organisme de tous les rayons du spectre solaire, notamment celle des rayons de l'extrémité violette et de l'ultra violet, et j'ai exposé, en quelques lignes, les découvertes des bactériologistes sur l'influence microbicide de la lumière blanche et des radiations actiniques.

Dans la troisième partie enfin, j'ai présenté la théorie de ma méthode de traitement par l'insolation directe sur le torse nu des tuberculeux et j'ai décrit mes observations cliniques et les résultats obtenus, en indiquant, avec toute la conscience scientifique, dont je suis capable, mes succès et mes échecs.

J'ai fait une œuvre de conscience, l'avenir la jugera.

PREMIÈRE PARTIE

ÉTAT DU CIEL A NICE

Les premiers travaux météorologiques faits à Nice, remontent à 1764 ; ils sont dus à un médecin anglais, le Docteur Smollett. Malheureusement il ne publia dans son livre intitulé « *Travels through France and Italy* » qu'une seule année d'observations, du 1er mars 1764 au 1er mars 1765 ; mais on y trouve quelques recherches sur notre ensoleillement d'une valeur documentaire précieuse, qui marque la première étape de notre histoire photothérapique.

Smollett divise les jours en trois catégories : beaux, nuageux et pluvieux. A défaut d'investigations plus minutieuses, ses statistiques donnent une idée générale de notre climat, suffisante pour le faire apprécier, mais ne pouvant être qu'une indication pour des recherches plus étendues.

ÉTAT DU CIEL PAR SMOLLETT, DU 1er MARS 1764 AU 1er MARS 1765

	BEAUX JOURS	JOURS NUAGEUX	JOURS PLUVIEUX
Printemps....	55	23	14
Eté	73	12	7
Automne	49	24	18
Hiver	28	28	34

Le médecin anglais ne fit ses notations qu'une fois par vingt-quatre heures. Cet exemple sera suivi après lui par la plupart des météorologistes niçois, au grand dommage de notre climatologie.

Le nombre des beaux jours n'avait pas décru quarante ans plus tard.

En 1806, le Docteur Richelmi se préoccupa lui aussi de notre ensoleillement dans son livre intitulé : *Essai sur les agréments et sur la salubrité du climat de Nice ;* il y indique la moyenne annuelle de l'état du ciel, pendant dix ans, jusqu'en 1815.

Beaux jours : 220.
Jours pluvieux : 34.
Jours nuageux : 101.

Cette statistique, dans laquelle nous constatons une lacune, se complète à peu près par l'addition de quelques journées de neige, de brouillards et d'orages. Mais, elle enregistre un nombre de beaux jours sensiblement supérieur à celui qu'avaient noté d'autres auteurs à la même époque. La manière d'apprécier l'état de l'atmosphère explique seule ces divergences. Car il n'existait pas alors, et il n'existe pas encore, une méthode scientifique rigoureuse pour marquer ce genre d'observations, malgré les tentatives des savants pendant ces dernières années.

A la même époque, en 1806, le naturaliste Risso commença de nouvelles recherches, qui durèrent vingt années, jusqu'en 1825. En 1826, il réunit dans son premier volume de *L'histoire naturelle des principales productions de l'Europe méridionale,* le résultat de ses longues études.

Selon ses calculs, la moyenne annuelle des hautes lumi-

nosités quotidiennes, serait de 175 : 85 en hiver et 90 en
été. Sans vouloir diminuer l'œuvre du célèbre naturaliste,
je crois qu'on peut lui faire le reproche d'avoir mal appré-
cié. Il y a certainement plus de journées ensoleillées qu'il
ne l'indique.

Robaudy, dans son ouvrage : *Nice et ses environs*, paraît
avoir suivi les mêmes errements. Ses observations de 1830
à 1842 sont assurément plus minutieusement prises, en
général, mais sa statistique sur notre éclairement, semble
laisser à désirer.

ETAT DU CIEL. MOYENNES ANNUELLES

Jours de soleil : 180 par an.

Printemps	44	*Automne*	40
Eté	56	*Hiver*	40

Jours de pluie : 60 par an.
Jours plus ou moins nuageux : 125 par an.

Il est difficile de se rendre un compte exact de notre
insolation avec des travaux basés sur des méthodes, où
chaque auteur juge la situation atmosphérique un peu à
sa façon. Il paraît pourtant probable que Risso et Roubaudy ont voulu dire par jours de soleil, ceux où le
ciel était d'une grande pureté, sans le moindre nuage.

S'il en était autrement, on ne comprendrait pas comment Teysseire, le savant, dont tout le monde connaît la
patience, la minutie et l'exactitude, aurait pu indiquer
dans *Trente ans d'études météorologiques et climatologiques*
le nombre de 209. 2 jours beaux, comme moyenne
annuelle. Les recherches de Teysseire portent en effet sur
trente années de 1849 à 1878.

ETAT DU CIEL DE 1849 A 1878 PAR TEYSSEIRE

Jours de soleil : 209.2.

Jours nuageux : 87.4.

Jours plus ou moins pluvieux : 64.4.

Depuis 1878, Teysseire a continué sa tâche avec une persévérance infatigable. Aujourd'hui, elle porte sur une période non interrompue de plus d'un demi siècle, et les chiffres précédents ne paraissent pas avoir beaucoup varié ; ils sont donc l'expression la plus exacte de notre éclairement solaire moyen, autant que l'auteur a pu en juger par une seule observation quotidienne.

D'autres ont publié sur Nice des études estimées qui sont venues enrichir notre climatologie ; il convient de citer les Docteurs Macario, Barety, Niepce, Odin, MM. Doninelli, Bousquet, etc.

Nous devons être reconnaissants à M. Bousquet, le distingué directeur de l'Ecole Normale, d'avoir poussé plus loin ses investigations sur la luminosité, en faisant trois notations journalières sur les caprices de l'atmosphère. De la sorte, il a serré la vérité de plus près.

Les auteurs, depuis Smollett jusqu'à Bousquet, nous apprennent que Nice est insolée pendant un nombre de jours considérable. C'est là un renseignement qu'il faut retenir, car il sera la première étape vers un but thérapeuthiqne, à mon avis, d'une importance capitale.

En réalité, notre climat vaut surtout par sa lumière intense. Loin de moi, l'idée qu'il faille mépriser les indications fournies par la température, la pression de l'air, la tension de la vapeur d'eau, l'humidité relative, la rose des vents, le régime des pluies, les abris naturels qui nous entourent, le voisinage de la mer, la flore qui croît en pleine terre, l'état général du sol, etc. Un climat est un composé de facteurs divers qui se tiennent entre eux comme les chaînons d'une même chaîne, et l'intensité de la lumière n'est que l'un de ces chaînons, probablement le plus robuste.

Si l'éclairement à Nice est abondant, il est également très puissant en toute saison, particulièrement en été. C'est un privilège dont jouit le Littoral Méditerranéen, et c'est pour cette cause que j'ai pu dire ci-dessus que notre climat valait surtout par son insolation. Les raisons de cette énergie solaire sont diverses :

1° Dans ses couches inférieures, notre air atmosphérique accuse habituellement une faible humidité relative ; la moyenne se trouvant, d'après les observations de Teysseire, entre 59° 7 et 61° 6. *(Trente ans d'études météorologiques et climatologiques. Teysseire)*. Le docteur Richelmi indique 57° 1, comme moyenne annuelle de trois ans ; Risso, 58° 5, comme moyenne annuelle de vingt ans ; Roubaudy, 58° 2, comme moyenne annuelle de treize ans.

Depuis près de cent ans, les météorologistes niçois ont trouvé à peu près le même état hygrométrique. Il faut donc l'accepter comme exact. Pour une ville maritime, ces chiffres paraissent invraisemblables. Mais la surprise sera moindre quand on saura, que les vents du Sud soufflant vers la côte passent le plus souvent sur les eaux de la Méditerranée, sous forme de brises légères, dont la vitesse est d'une grande lenteur et dont le point d'origine n'est éloigné que de quarante ou cinquante kilomètres. Partant, ils charrient peu de vapeurs d'eau sur le littoral et de ce fait l'absorption des radiations solaires se trouve réduite au minimum. La brise de jour est quotidienne et régulière, comme partout sur le bord des océans, mais quelquefois elle se forme sur la terre africaine, chemine lentement et nous arrive après un parcours de huit à neuf cents kilomètres saturée d'eau. D'autres fois, selon certaines conditions atmosphériques, elle se déchaîne en vent fort, roule bruyamment sur les flots qu'elle soulève en grosses vagues, et emporte dans les terres, souvent fort loin, une grande quantité de poussière liquide : mais ce sont là des exceptions plutôt rares. La grande source de l'humidité est l'évaporation qui se produit à la surface de la mer. Bien que cette surface soit immense, la vapeur d'eau qui s'en dégage ne nous incommode guère, soit que les brises lentes soient impuissantes à nous en apporter beaucoup, soit que la température ordinairement élevée la transforme en gaz hydrique.

En dehors de la Méditerranée, Nice et son territoire, limités au Nord par de hautes montagnes, à l'Est et à l'Ouest par des contreforts imposants, ne possèdent dans leur voisinage aucun réservoir d'humidité important. Ni le Paillon à l'Est, ni le Var à l'Ouest, torrents impétueux, mais sans profondeur, d'un débit minime et d'un faible parcours, ne sauraient influencer notre hygrométrie d'une manière appréciable.

Cette rareté de vapeur d'eau dans les couches inférieures de notre atmosphère explique l'absence presque absolue de brouillards. Condition heureuse pour notre insolation, puisque ces derniers peuvent absorber 58 à 92 °/₀ des rayons solaires. *(Bulletin mensuel de la Société Italienne de météorologie, 1895. Bartoli et Stracciati).*

Mais, si nous jouissons d'une humidité relative ordinairement basse, nous possédons par contre une tension élevée de la vapeur d'eau : cette constatation est logique, puisque ces deux phénomènes antagonistes qui s'engendrent réciproquement, sont inversement proportionnels. En outre, le gaz de l'eau ou gazeau (*Onimus, de Monaco*) est en raison directe de la température et de l'intensité de la lumière. Quand il abonde dans l'atmosphère, il est donc la preuve de l'infériorité de l'état hygrométrique, de l'élévation de la chaleur et d'une forte luminosité. Mais, la vapeur d'eau et le gazeau, qui sont toujours contenus dans l'air en proportions diverses et inverses, changent à chaque instant du jour suivant exactement les variations thermométriques et photométriques. En conséquence, si l'on veut démontrer la puissance de notre insolation, on n'a qu'à mesurer la tension de la vapeur d'eau ou gazeau, pendant le jour.

Le tableau suivant, qui relève cette tension moyenne mensuellement depuis 1885 à 1893, nous montre la proportion du gaz hydrique à Nice. [Malheureusement, les calculs que j'ai faits sur le psychromètre de l'Ecole Normale, ne portent que sur 6 heures du matin, 1 heure de l'après-midi et 9 heures du soir. Au point de vue thérapeutique, il eut été désirable de connaître encore les résultats obtenus à 10 heures du matin et à 4 heures du soir. Tel qu'il est pourtant ce tableau est très instructif, puisqu'il nous montre qu'aux heures, où l'humidité relative est le plus élevée, c'est-à-dire à 6 heures du matin et à 9 heures du soir, pendant les mois d'hiver, alors que la température est basse et l'intensité lumineuse nulle, la pression aqueuse est tout de même généralement supérieure à 5 $^{m/m}$. Mais, si l'on fait des observations à 1 heure de l'après-midi, on voit alors que, même en hiver, elle est très énergique.

TENSION MOYENNE DE LA VAPEUR D'EAU A NICE DE 1885 A 1893

	Janvier			Février			Mars			Avril			Mai			Juin		
	6 h. m.	1 h.	9 h. s.	6 h. m.	1 h.	9 h. s.	6 h. m.	1 h.	9 h. s.	6 h. m.	1 h.	9 h. s.	6 h. m.	1 h.	9 h. s.	6 h. m.	1 h.	9 h. s.
1885...	4.4	5.9	4.9	6.4	7.2	6.8	6.1	8 6	6.9	8.4	9.0	9.6	9.5	12.9	10.8	12.4	16.6	13.7
1886...	5.5	7.3	6.2	5.5	7.3	6	6.3	8.3	7.4	8.4	10.6	7.5	10 1	11.4	11.4	12.2	14.4	13
1887...	4.9	8.4	5.5	5.2	8.4	5.6	6.5	1.05	7.4	7.4	9.9	8.0	10.1	12.4	10	12.7	15 9	12.8
1888...	4.2	4.0	4.4	5.0	3.4	5.2	5.8	7.1	6 5	6 6	8.5	7.5	12.4	11.1	11.7	13.2	14.3	13.2
1889...	4.9	7.2	5.8	4.4	5.4	4.3	5.0	6.3	5.6	6.8	8.0	7.1	9.6	11 3	11.2	13.2	14.3	13.2
1890...	5.8	8.8	6.3	5.0	6.1	5.3	6.0	8.2	6.2	9.0	8.0	8.1	10.9	12.4	10.8	13.2	14 6	13
1891...	4.6	6.1	5.0	4.6	7.0	5.4	6 0	8.0	6.9	7.0	9.5	0.1	10.2	12.8	10.8	12.1	14.1	12.3
1892...	5.3	7.5	5.5	3.3	5.6	5.8	5.3	6 1	5.7	6.5	1 03	8.0	9.6	13.1	10.6	13.3	14.5	14
1893...	4.4	5.2	5.4	5.1	6.0	5.8	6.1	7.9	7.3	8.3	9.3	8.6	9.8	11.3	11.4	12.2	14.5	12.9

	Juillet			Août			Septembre			Octobre			Novembre			Décembre		
1885...	15.8	22.	18.1	16.6	17.5	17	11.9	14.9	13.4	8 1	11 6	9.6	8	10.4	8.7	5.5	7 4	6.1
1886...	13.6	15.7	15	13.1	17.9	14.3	13 2	18.9	14.6	10.1	12.8	11.4	7.1	11.9	8.1	5.5	9.2	6.2
1887...	16.8	21 5	18.9	12.8	14 9	14 1	11.2	18.5	12	6.5	9.3	8.1	6.2	8.8	7.2	5.6	6.7	5.8
1888...	13.3	15.9	14 4	12.4	13.7	13.9	11.2	13.4	12.8	7.1	9.5	9.1	8	7.8	8.5	5.8	7.2	5.8
1889...	17.2	21	18 6	13.2	15.9	14 1	12.9	13	11.7	9.4	12	10.4	6.6	8.6	7.4	4.8	6.9	5.2
1890...	14.8	15.2	13.8	14	14.8	13.6	10.7	11.8	11.2	8 2	12.3	9.6	6	8.4	7.1	5	6.6	6
1891...	15.1	19.4	16.4	13.3	14.2	14	11.8	13.3	12.2	10.7	14.9	12.6	6.8	10.3	8.1	5.4	7.2	6.3
1892...	14	19.8	15.5	12.9	16 6	13.3	10.8	13.6	11.8	7.9	11.6	10.1	7.7	11.4	6	4.7	6.1	5.2
1893...	14.5	1.22	21.8	14.2	15.1	15	12.5	14.2	13.1	9.7	11.8	12.3	6.1	8.8	7.6	5.4	7.5	6.1

2° Si à notre niveau, l'air est d'une grande transparence habituelle, il l'est également dans les régions supérieures. On n'y trouve en effet qu'un minimum de fumée, un minimum de poussières flottantes et un minimum de cendres, parce que Nice est éloignée de tout centre usinier ou volcanique. Et c'est là une des causes importantes de la limpidité de notre ciel. C. Dufour et Brunner, professeur de chimie à l'Université de Lausanne, n'ont-ils pas démontré *(Revue scientifique 1er semestre 1896)*, qu'à 1/33333e de millimètre d'épaisseur une couche de fumée commence à obscurcir les rayons solaires, qu'à 1/20000e de millimètre, elle diminue notablement leur clarté, qu'à 1/2040e de millimètre, on distingue à peine les objets extérieurs, et qu'à 1/692e de millimètre le soleil est complètement voilé. L'atmosphère qui enveloppe Manchester contient une épaisseur de fumée de 1/1750e de millimètre, et la plupart des grandes villes industrielles de l'Angleterre se rapprochent de ce chiffre. *(Ciel et Terre, 1892)*. On pourrait en dire autant de celles de la Wesphalie, où j'ai pu mesurer l'intensité lumineuse.

Or, à Nice, où l'atmosphère est le siège d'une abondante polarisation de la lumière, une couche de fumée ou de poussière qui dépasserait 0 m/m 00004 d'épaisseur serait un obstacle à cette polarisation. Il est donc hors de doute que les régions supérieures de notre air sont d'une très grande pureté.

3° D'autre part, les statistiques des météorologistes nous apprennent que nos jours nuageux, plus ou moins couverts et plus ou moins pluvieux, sont à nos jours de haute insolation dans la proportion approximative de 1/3. C'est que, autour de Nice, s'élèvent en demi-cercle de hauts sommets, comme de gigantesques paratonnerres, qui exercent sur les nuages une attraction d'autant plus énergique qu'ils sont ordinairement chargés d'électricité contraire.

En effet, n'est-ce pas le plus souvent, par les hautes cimes montagneuses, que se fait cette attraction.

Ces conditions météorologiques offrent le précieux avantage de nous débarrasser habituellement des menaces de l'atmosphère, et nous expliquent en partie les causes qui font la rareté de nos jours pluvieux.

JOURS PLUVIEUX A NICE. MOYENNE ANNUELLE DE TRENTE ANS

En hiver.......	16.1	*En été*	9.3
Au printemps..	19.0	*En automne*..	19.8

S'il fallait faire la preuve du bien fondé de mes observations, je n'aurais qu'à montrer le bleu qui azure notre ciel. Depuis les expériences de Tyndall, les calculs de Lord Reileig, les études de Cornu et de Jansen, nous savons que la couleur bleue est la preuve d'une abondante polarisation de la lumière solaire, et que cette polarisation ne peut se produire que dans un milieu, où les particules d'eau ne dépassent pas en volume le cube de la plus courte longueur d'onde des rayons incidents. Cornu nous apprend encore que, d'une façon générale, la quantité de lumière polarisée est en rapport direct avec l'intensité de la lumière. C'est ainsi que les cirrhus et les brouillards suppriment la polarisation ou tout au moins la diminuent.

Nice est donc puissamment insolée. Mais, les moyennes de notre éclairement, dues aux observations des météorologistes, nous laissent dans le vague d'indications imprécises en ce qui concerne son intensité, et l'aspect du bleu céleste qui, à [la rigueur, aurait pu nous fournir des renseignements un peu plus exacts, par une notation méticuleuse, manqne de documents.

*
* *

Il est presque oiseux, à force de banalité de répéter ici les principes de physique sur la lumière. Je me bornerai donc, comme introduction à mes expériences, à rappeler que, depuis Newton, nous savons que la lumière blanche du soleil se compose de sept rayons colorés : *Violet, Indigo, Bleu, Vert, Jaune, Orangé, Rouge;* que Leslie a prouvé que ces rayons élèvent la température selon une progression décroissante du rouge au violet; que Herschel a démontré que cette chaleur dépassait le rouge, formant ainsi un spectre calorifique obscur ou infra-rouge ; que Scheele constata les propriétés chimiques de la lumière solaire, qu'il attribua au violet seul ; que depuis on s'est assuré qu'elles appartiennent à tous les rayons colorés, mais qu'elles décroissent du violet au rouge ; que Wollaston a découvert que ce pouvoir chimique dépasse le violet, sous forme d'un spectre chimique obscur ou ultra-violet. Il est à peine utile d'ajouter que l'on reconnaît trois ordres de rayons solaires : calorifiques, lumineux et chimiques, que les premiers ont leur maximum d'intensité dans le spectre infra rouge, que les seconds occupent le spectre de Newton et ont leur maximum d'éclat dans le jaune et leur minimum dans le violet, selon Fraünhofer et Herschel, qu'enfin les derniers ont leur maximum d'intensité dans le spectre ultra-violet.

· Faut-il encore rappeler à la mémoire que ces diverses radiations arrivent du soleil à la terre, selon des ondes d'autant plus longues, qu'elles se rapprochent davantage de l'infra rouge et qu'elles sont agitées de mouvements d'autant plus rapides, qu'elles sont plus près de l'ultra-violet.

RAYONS	LONGUEURS D'ONDES en millièmes de microns	VIBRATIONS PAR SECONDES en trillons
Ultra violet	au-dessous de 392	au-dessus de 709
Violet.....	de 392 à 428	— 709
Indigo.....	de 434 à 449	— 668
Bleu	de 457 à 500	— 631
Vert	de 500 à 544	— 595
Jaune	de 562 à 583	— 544
Orangé....	de 600 à 660	— 511
Rouge.....	de 663 à 698	— 484
Infra rouge	au-delà de 698	au-dessous 484

Disons enfin que la théorie ondulatoire de la lumière, féconde en découvertes ultérieures, fut défendue par Descartes et par Huygens, et définitivement établie par Fresnel, en opposition à celle de l'émission, proposée par Newton ; et que les rayons solaires ont la propriété de se réfléchir, de se réfracter, selon des indices variables, et de se polariser.

Y aurait-il encore un spectre obscur à grandes longueurs d'ondes, comme le pense G. Le Bon ? Cela se peut. Dans tous les cas, il semble probable qu'on n'a pas encore tout découvert dans le domaine de la lumière solaire, pas plus que dans celui de l'électricité.

INTENSITÉ

DES

RAYONS SOLAIRES LUMINEUX ou MOYENS

A NICE

Les météorologistes ont noté le nombre des beaux jours dont Nice est annuellement favorisée ; ce nombre est très élevé. C'est un point important de l'histoire météorologique de notre région. Pourtant, cette constatation est incomplète au point de vue médical, puisque nous ne connaissons ni l'intensité de leur lumière, ni leur valeur chimique. On pourrait cependant prévoir par l'état de notre température, par la tension de notre vapeur d'eau et par notre polarisation atmosphérique, l'intensité chimique et lumineuse qui nous vient du soleil, mais sans précision scientifique.

Depuis les études de Finsen sur l'application de la lumière à arc au traitement du lupus et de l'épithélioma, il est intéressant et peut-être utile, dans un pays ensoleillé comme le nôtre, d'avoir des connaissances plus précises que celles que nous possédons sur la valeur de nos radiations solaires et sur le parti qu'on peut en tirer en thérapeutique. C'est du reste par les radiations solaires, que le professeur danois commença ses recherches géniales, et il ne les a abandonnées qu'en raison de lenr inconstance dans le Nord de l'Europe. Pour nous, qui habitons dans cette même Europe, une contrée privilégiée par son ensoleillement en toute saison, nous avons de meilleurs motifs pour les pousser jusqu'à de plus lointaines limites.

En conséquence, j'ai tenté pendant deux ans, et cinq fois par jour, de mesurer l'intensité de la lumière et sa puissance actinique.

Pour mesurer cette intensité, il n'existe pas d'instrument pratique comparable au baromètre pour la pression de l'air, ou au thermomètre pour la température. Faute de mieux, je me suis servi d'un petit appareil fort ingénieux employé par les photographes inexpérimentés. C'est le photomètre de Decoudun. Il sert à calculer les temps de pose, et il a été construit pour la photographie sur plaques extra-rapides et pour les objectifs courants du commerce, dont la grande ouverture est f/10.

Ce photomètre qui ressemble à une toute petite lorgnette monoculaire est d'un maniement facile. Son tube rentrant étant au préalable complètement enfoncé, on applique l'œil sur l'extrémité, où se trouve une lentille bi-convexe, comme on ferait pour une lunette de théâtre. Dans cette position, on distingue la petite circonférence d'un verre bleu placé à l'autre extrémité. Sans changer d'attitude, de la main restée libre, on fait lentement coulisser le tube rentrant jusqu'au moment précis, où la couleur bleue est devenue invisible. L'observation est finie. Il ne reste plus qu'à lire le chiffre sur lequel le curseur s'est arrêté.

Le tube extérieur porte en gravure l'échelle suivante :

8^s. 4^s. 2^s. 1^s. $1/2^s$. $1/4^s$. 1^d. 2^d. 3^d.

Les six premiers chiffres signifient qu'à toute ouverture, sans le secours des diaphragmes, et suivant l'intensité de la lumière bleue, il faut soit huit, soit quatre, soit deux, soit une seconde, ou bien 1/2 ou 1/4 de seconde pour faire une bonne photographie.

Mais, il arrive souvent, surtout à Nice, où la luminosité est si violente parfois, qu'il est nécessaire de diminuer les temps de pose. Les appareils photographiques, en vue de cette opportunité, sont munis d'un système de diaphragmes, dont la fonction est de rétrécir les ouvertures. C'est cette indication que fournit la table du photomètre de Decoudun, par ces signes : 1^d. 2^d. 3^d ; ce qui veut dire 1er, 2e, 3e diaphragme. Or, le premier correspond à 1/8 de seconde de pose, le deuxième à $1/16^e$, le troisième à $1/32^e$.

Ces chiffres ne sont pas pris au hasard. Ils obéissent à une loi de physique bien connue : *l'intensité de la lumière sur une surface donnée est en raison inverse du carré de la distance à la source lumineuse.*

D'où le corollaire : *les temps de pose sont proportionnels aux carrés des longueurs focales.*

D'autre part, pour justifier l'emploi des diaphragmes en photographie, il existe une autre loi, d'après laquelle *les intensités lumineuses sont proportionnelles aux carrés des diamètres des ouvertures,*

D'où le corollaire : *les temps de pose sont inversement proportionnels aux carrés des diamètres des ouvertures.*

L'emploi du photomètre de Decoudun en météorologie est donc parfaitement scientifique et parfaitement justifié.

Mais, avec cet instrument, nous ne pouvons apprécier que la lumière bleue, puisqu'il ne laisse passer que les

rayons bleus du spectre. Toutefois, c'est un point de re-
père précieux. Connaissant en effet, l'intensité de· ces
rayons, il est possible de connaitre l'intensité des autres,
et par conséquent celle de notre éclairement total.

Tout le monde connaît les expériences et les calculs de
Fraünhofer. Le savant physicien de Munich a démontré
que le maximum de lumière était fourni par les rayons
jaunes au niveau de la raie D, et le minimum par les
rayons violets. Il a établi pour chaque radiation le tableau
suivant :

Rayons	Jaunes.........	1000
»	Orangés........	640
»	Rouges........	94
»	Verts..........	480
»	Bleus..........	170
»	Indigos........	30
»	Violets.........	6

L'intensité de la lumière, en général, peut donc être
calculée avec le photomètre Decoudun, bien qu'il ne four·
nisse de renseignements que sur le bleu.

J'ai dressé au moyen de cet instrument une série de
graphiques, donnant comme indication, chaque mois et
cinq fois par jour, à 8 heures, à 10 heures, à midi, à 2
heures et à 4 heures, l'intensité maxima de l'éclat de cette
lumière à Nice, c'est-à-dire des rayons solaires, dont les
longueurs d'ondes sont comprises entre 457 et 500 millièmes de micron et dont les vibrations sont de 631 trillons
à la seconde.

Je ferai remarquer que mon photomètre *spécial* ne m'a
permis de prendre comme unité de mesure ni la lampe
Carcel, ni la bougie de l'Etoile, ni le platine incandescent.

J'ai dû adopter l'unité des temps de pose, c'est-à-dire la
seconde. Certes, il eut été possible, avec les données de
mes observations, de réduire par le calcul, cette unité de
temps en l'unité classique, mais outre que la transforma-
tion n'est pas nécessaire, j'ai estimé que cette manière de
mesurer l'intensité de la lumière est préférable, dans le
cas présent, car elle me permettra de désigner en même
temps l'intensité de notre actinité.

Ces réserves étant faites, voici en quelques mots ma
méthode pour noter les observations météorologiques.

Quatre fois par jour, à 8 heures, à midi, à 2 heures et à
4 heures, de la croisée de mon cabinet, orientée au Sud-
Est, j'ai dirigé mon photomètre vers un point du ciel,
toujours le même, et j'ai marqué chaque fois les temps de
pose avec la plus grande exactitude. A 10 heures, j'ai fait
une cinquième observation d'un endroit quelconque de la
ville, au hasard de mes visites professionnelles, mais sans
rien changer ni dans la direction de mon instrument, ni
dans ma méthode de mesuration.

Ce travail fut commencé le 7 octobre 1901.

Les graphiques du 1er juillet 1902 au 10 septembre 1902,
ont été faits à Berthemont, station estivale des Alpes-Mari-
times, à une altitude de 865 mètres et distante de Nice
d'une vingtaine de kilomètres à vol d'oiseau.

Si ce mode de mensuration n'a rien de classique, il offre
cependant des garanties par la méthode , la précision et
l'uniformité constante qui me semblent devoir lui donner
une valeur scientifique incontestable.

Avant d'étudier dans ses détails cette série de graphiques, jetons un rapide coup d'œil sur l'ensemble de
notre insolation solaire.

En thèse générale et dans tous les pays, les rayons calorifiques, chimiques ou lumineux sont en partie absorbés par l'atmosphère, en partie réfléchis sur les particules d'eau ou de poussières qui flottent dans l'espace, en partie réfractés selon des indices différents, en partie diffusés selon des angles variables, en partie enfin directement envoyés vers la terre. En thèse générale et dans tous les pays, les rayons sont d'autant plus énergiques qu'il frappent une surface terrestre selon un angle d'incidence plus rapproché de 90e, que le soleil se trouve plus proche de cette même surface, que, toutes choses égales d'ailleurs, l'atmosphère est d'une plus grande transparence et d'une moindre densité. La connaissance de leur marche dans l'air explique les différentes insolation pour un même lieu, selon les saisons, les mois, les jours, même les diverses heures de la journée, et aussi ces jeux de la lumière qui font les aurores roses, les ciels bleus et les couchants incendiés.

Nice ne saurait échapper aux lois générales qui régissent l'univers ; mais cependant la limpidité habituelle de notre ciel lui crée un éclairement exceptionnel pour sa latitude.

Dès l'aurore, les rayons de plus grandes longueurs d'onde apparaissent et colorent en rouge tendre les nuages errants. Puis, viennent par ordre de réfrangibilité les orangés et les jaunes qui successivement prennent la place des premiers. Et l'on voit pendant quelques minutes les nuages, chargés des vapeurs de la nuit, comme de grands draps d'or frangés de rose.

Voici le soleil. Dès que son disque paraît au-dessus des flots, derrière les montagnes de la Corse, il lance dans l'espace des radiations vertes. *(Observations de Maubeuge dans le golfe de Suez, et de Turquan à Lyon).*

Les rayons bleus et violets n'ont pas encore fait leur apparition. C'est que leur réfrangibilité est beaucoup plus grande et qu'ils se perdent au-delà de notre atmosphère. Mais, à proportion que le soleil se dégage de la ligne de l'horizon, les montagnes de l'Estérel se nuancent de bleu et sur les eaux flotte une vapeur diaphane vaguement teintée de violet.

Quelques instants encore et tous les rayons colorés confondus vont se répandre de toute part, sous l'apparence d'une puissante insolation. Alors, tout s'éclaire avec une violence inouïe. Le ciel a des teintes d'opale, le massif des Maures est voilé de vapeurs légères aux nuances laiteuses, les eaux paisibles de la mer, moirées comme une vaste nappe de soie, prennent des tons de blés mûrs, la blancheur des maisons éclate de toute part, tandis que la lumière ruisselle dans les jardins parmi les fleurs et les feuilles des arbres.

Dès que la chaleur a vaporisé les vésicules d'eau qui flottent dans l'air, il se produit une abondante polarisation. Alors le ciel opalescent se couvre d'azur. Peu à peu il semble se cacher sous un immense velum bleu clair, plus foncé vers le Nord. Des hauteurs de l'atmosphère partent vers la terre une telle quantité de radiations bleues, que la mer devient bleue et bleues aussi les montagnes qui entourent Nice.

Et nous recevons pendant la majeure partie de l'année une somme énorme de ces radiations. On peut même dire sans exagération que nous vivons ici une bonne partie de la journée dans une ambiance bleue. Notre éclairement a donc une énergie chimique considérable en dehors des

autres rayons actiniques dont nous sommes gratifiés par
surcroît. Et c'est peut-être là le secret de l'excellence de
notre climat, dont l'influence microbicide ne peut-être
niée par personne.

Dès que le soleil se penche vers l'Occident, ses radiations obliques traversent nécessairement des couches
d'air plus denses et plus humides. Le spectacle change
donc avec leur réfraction. La mer roule des flots d'or
fondu, les maisons paraissent être la proie des flammes,
les montagnes à l'Orient sont recouvertes d'une fine vapeur teintée de rose vif, les nuages d'abord colorés en
jaune passent insensiblement au rouge de la périphérie
au centre et bientôt il ne reste plus du soleil mourant
derrière l'Estérel, qu'un vaste incendie aux clarté de
fournaise ardente.

La nuit vient vite. Mais ce n'est pas une nuit obscure.
Le ciel est encore bleu et les étoiles qui scintillent dans
l'espace lancent suffisamment de feux pour éclairer la
terre. D'autres fois, en hiver surtout, dans certaines conditions météorologiques, lorsque le soleil a disparu dans
les profondeurs du Couchant, l'air se nuance d'une couleur violette intense, et, pendant une heure, on croirait
vivre dans quelque planète des espaces infinis éclairée
par quelque étrange et lointain soleil.

Certes, les jours et les nuits n'ont pas constamment ce
degré de splendeur. Nous avons nos jours couverts et nos
nuits sombres. Nice n'est alors qu'une ville quelconque
baignée par les eaux vertes d'un océan vulgaire. Et pourtant, même dans ces jours de détresse physique, elle jouit
encore d'une somme importante de lumière diffuse, qui
n'est probablement pas sans valeur. Mes graphiques l'ont
soigneusement enregistrée.

Tel est amoindri par une plume inexperte, le tableau de notre éclairement général à Nice.

Nous pouvons maintenant examiner en détail les graphiques de notre intensité photométrique.

1° De prime abord, on est frappé par l'irrégularité des courbes quotidiennes dans le cours d'un même mois. Cette inconstance s'explique par l'inconstance parallèle de l'état du ciel, de la quantité et des dimensions des particules aqueuses suspendues dans l'air, et un peu aussi, mais bien peu, par les changements quotidiens de la distance du foyer lumineux. Deux jours en apparence également beaux, voisins dans le même mois, n'ont presque jamais le même éclat aux mêmes heures. C'est que la lumière subit l'influence des fluctuations des autres phénomènes météorologiques. Si l'atmosphère était toujours uniformément pure, nous aurions invariablement des courbes régulières en rapport avec la succession des saisons. Mais, cela n'existe pas. Aussi, pour apprécier la clarté de deux journées en apparence également ensoleillées, ne faut-il pas se fier aux indications fournies par nos yeux. Nos nerfs optiques ne sont pas organisés pour saisir des différences subtiles, qui cependant peuvent avoir une importance réelle en photothérapie.

2° Théoriquement, toute courbe devrait présenter une ascension de 8 heures à midi et une descente de midi à 4 heures. A Nice, il en est autrement. Les jours, où dans un mois le graphique offre cette régularité, sont très rares ; on peut en compter trois ou quatre. Tantôt l'éclat le plus vif, se trouve à 8 heures, tantôt à 10 heures. le plus souvent à midi, rarement à 2 heures, plus rarement encore à 4 heures. La lumière est donc extrêmement changeante. Si l'on peut dire avec raison, en physique

générale, que son intensité est en raison inverse du carré
des distances, cette règle ne saurait toujours prévaloir
contre les accidents météorologiques qui absorbent en
plus ou moins grande abondance les radiations.

Il faut noter que l'insolation paraît être sous la dépen-
dance du degré d'élévation de l'humidité relative. J'ai
fait cette constatation du 7 octobre 1901 au 1er mai 1902,
sur les statistiques inédites de mon savant ami, M. Teysseire. Le photomètre et l'hygromètre décrivent une
courbe généralement inverse.

3° Il est des jours, où le soleil bien que voilé par des
cirrhus donne un éclairement puissant, selon certaines
positions. Ses rayons frappent les nuages comme une
glace polie, et nous envoient une lumière éblouissante.
Les photographes inexpérimentés, s'y laissent tromper,
ne se doutant pas de l'énergie de l'actinité réfléchie.

Il faut tenir compte en hygiène et en thérapeutique de
ces phénomènes, car s'ils n'ont pas la valeur de l'insolation directe, ils ne doivent pas être considérés comme des
quantités négligeables. Les surfaces réfléchissantes absorbent certainement une bonne part de lumière et d'actinité,
mais nos graphiques nous apprennent, qu'il nous en parvient tout de même quelquefois des sommes énormes.

4° Pendant les mois d'octobre, de novembre, de décembre, de janvier, de février et quelquefois de mars, la pho-
tométrie indique, dans une même journée, des écarts
considérables. A certaines heures, il est commun de
constater cinquante ou soixante fois moins de lumière qu'à
d'autres. Ces oscillations, rares au printemps, sont tout à
fait exceptionnelles en été.

En été, l'éclairement est plus uniforme et la courbe se
tient toujours à une altitude élevée. Dans cette dernière

saison, la plus haute intensité lumineuse est à peine trois ou quatre fois supérieure à la plus basse.

Il est à peine utile de faire remarquer qu'en été le soleil restant plus longtemps au-dessus de l'horizon qu'en hiver lance vers la terre une plus grande quantité de rayons ; moins obliques, ils traversent des couches d'air moins profondes et moins denses, et nous recevons ainsi plus de chaleur, plus de clarté et plus d'actinité.

Cependant, si les hauts sommets de la courbe sont plus nombreux et plus réguliers en été qu'en hiver, il n'est pas rare de voir en hiver des sommets aussi élevés qu'en été : la limpidité de l'atmosphère explique ce phénomène. Cette luminosité hivernale doit être signalée, car elle nous démontre que nous pouvons nous servir du soleil, comme agent thérapeutique, en toute saison ; en effet, de 8 heures du matin à 2 heures, Nice jouit d'une luminosité hivernale souvent aussi puissante qu'aux mêmes heures estivales.

La plus faible intensité à laquelle on puisse descendre à Nice, de 8 heures du matin à 4 heures du soir, est de ceux secondes de pose. On ne l'observe jamais que par un temps complètement couvert d'épais nuages, ou après le coucher du soleil, vers 4 heures en hiver. A ce degré on ne peut plus lire dans mon cabinet même près de la croisée.

De prime abord, on comprend mal qu'un éclairement qui permet de faire une photographie en deux secondes, en plein air, soit insuffisant pour lire ou écrire dans une chambre exposée au Sud-Est. L'explication en est simple pourtant. Dans mon cabinet, je reçois 2170 fois moins de lumière qu'au dehors et, d'après mes calculs, dans le salon exposé au Nord-Ouest, j'en reçois 4320 fois moins.

Cette basse luminosité est très rare. Je l'ai observée, en 1901, deux fois en octobre ; quatre fois en décembre, et une fois en septembre ; en 1902, une fois en novembre et deux fois en décembre.

6° *Intensité lumineuse à une seconde de pose.* — A une seconde de pose, la lumière est mauvaise, mais on peut lire et écrire dans mon cabinet. Pourtant, on ne pourrait pas prolonger longtemps la lecture sans fatiguer les yeux. C'est encore par les temps couverts, ou vers 4 heures du soir, en hiver, qu'on l'observe. Elle est moins rare que la précédente sans être commune.

Je l'ai notée :

En octobre 1901..	7 fois	En février	1902.	2 fois	
» novembre »	10 »	» avril	»	1 »	
» décembre »	13 »	» août	»	1 »	
» janvier 1902..	1 »	» septembre	»	1 »	

Au total, 36 fois dans une année.

Avec ces basses luminosités, il n'est pas rare de retrouver une puissante insolation aux autres heures du jour. Ainsi, le 18 octobre, le photomètre marquait une seconde de pose à 4 heures du soir, et dans la même journée j'avais noté 1/6, 1/8, 1/12 et 1/8. Le jour suivant, même constatation : le soir à 4 heures, 1 seconde de pose et aux autres heures successivement 1/12, 1/4, 1/8 et 1/6. La lumière a même été plus élevée en décembre 1901, le 3 et le 7, tandis qu'à 4 heures l'instrument indiquait 1 seconde de pose, j'avais constaté 1/16 à 8 heures du matin, le 3, et 1/16 à midi le 7.

Un autre jour, le 18 novembre 1901, la lumière s'est montrée plus inconstante encore : à 8 heures du matin l'intensité était à 1 seconde de pose, et à midi 1/8.

Un des caractères de notre éclairement est précisément d'offrir des alternatives de hautes et basses amplitudes, en octobre, novembre, décembre, janvier et février.

7° Entre 2 secondes et 1 seconde de pose, c'est-à-dire à $\frac{150}{100}$ de seconde, existe un degré de luminosité qu'on ne peut apprécier qu'avec le photomètre. La lumière est du reste mauvaise : on l'observe rarement, parce que l'œil saisit difficilement la différence de son intensité intermédiaire. Je dois noter quand même son apparition dans mes graphiques 2 fois en octobre et 2 fois en décembre.

8° *Intensité lumineuse à 1/2 seconde de pose.* — A ce degré d'intensité, la lumière est un peu moins défectueuse, on peut lire et écrire facilement dans mon cabinet. On l'observe surtout à 4 heures du soir, en hiver, et en toute toute saison et à toute heure par les temps pluvieux ou couverts.

Je l'ai enregistrée :

En octobre	1901.	16 fois	En avril	1902.	9 fois
» novembre	»	16 »	» mai	»	3 »
» décembre	»	17 »	» juin	»	9 »
» janvier	1902.	16 »	» juillet	»	0 »
» février	»	22 »	» août	»	1 »
» mars	»	6 »	» septembre	»	4 »

9° Entre 1 seconde de pose et 1/2 seconde, c'est-à-dire à $\frac{75}{100}$ de seconde, la lumière est dans un état intermédiaire entre deux intensités inférieures. Elle participe des mauvaises qualités de l'une et de l'autre. Je n'en parle que pour rendre hommage à la précision scientifique.

Je l'ai observée :

En octobre	1901.	7 fois	En janvier	1902..	5 fois
» novembre	»	6 »	» février	»	2 »
» décembre	»	4 »	» mars	»	2 »

10° *Intensité lumineuse à 1/3 de seconde de pose.* — A 1/3 de seconde de pose, la lumière n'est pas absolument sans énergie, elle est médiocre. Le ciel est d'un gris opalescent, ayant quelque éclat, mais ne se montrant jamais avec son manteau bleu. S'il me souvient bien des beaux jours d'hiver dans le Nord de la France, pendant mon enfance et ma jeunesse, ils étaient ainsi. A Nice, on ne voit de semblables éclairements qu'à certaines heures de quelques jours d'automne, d'hiver et de printemps, rarement en été. Alors le soleil n'est pas visible; mais on peut soupçonner sa présence à travers une atmosphère claire, mais sans transparence, saturée de grosses particules d'eau liquides ou glacées qui absorbent les rayons solaires et ne laissent parvenir qu'une lumière diffuse sans vigueur et comme tamisée à travers une fine pièce de toile blanche.

A cette intensité, elle n'a pas encore une valeur thérapeutique bien sûre : les rayons chimiques et lumineux sont trop diffusés pour qu'on puisse les concentrer sur une lésion quelconque.

Je l'ai constatée :

En octobre	1901.	18 fois	En avril	1902.	18 fois
» novembre	»	15 »	» mai	»	15 »
» décembre	»	20 »	» juin	»	15 »
» janvier	1902.	15 »	» juillet	»	7 »
» février	»	18 »	» août	»	7 »
» mars	»	15 »	» septembre	»	3 »

11° *Intensité lumineuse à 1/4 de seconde de pose.* — A 1/4 de seconde de pose, la lumière est belle, toutefois son éclat est mou, si je puis ainsi dire. On l'observe tantôt avec un ciel pur, tantôt avec un ciel peu transparent, selon la saison. Au printemps et en été, elle est commune à 4 heures du soir ; le soleil brille encore, mais ses rayons obliques sont peu actifs, et traversent des couches atmosphériques d'une grande densité. A la fin de l'automne et en hiver, ce n'est plus l'obliquité des rayons lumineux qui est en cause, c'est l'atmosphère qui n'est pas d'une limpidité parfaite et qui en absorbe une notable proportion. Aussi, avec cette même intensité, on peut avoir du soleil ou en manquer.

L'éclat du jour, à ce degré, est déjà énergique, mais le bleu céleste se voit peu : la polarisation est faible. Ce n'est pas encore notre grande luminosité, mais ce n'est plus une luminosité inférieure : c'est le terme moyen entre les deux.

Ordinairement, à moins d'accidents météorologiques imprévus, lorsque en hiver, à 8 heures du matin, le photomètre marque 1/4 de seconde de pose, c'est un présage de belle journée et la courbe des graphiques monte presque toujours à 10 heures et à midi ; lorqu'il l'indique à 2 heures, c'est que le soleil a brillé dans un ciel bleu toute la journée : à plus forte raison, ce qui est plus rare, lorsque cette indication est fournie à 4 heures du soir.

A ce degré d'intensité, la lumière est suffisante pour donner quelques effets thérapeutiques, mais je ne pense pas qu'elle puisse servir avec ses rayons chimiques relativement rares, à faire une cure bien sérieuse, soit dans le traitement du lupus, soit dans celui de toute autre maladie.

Je l'ai observée :

En octobre	1901.	34 fois	En avril	1902.	44 fois
» novembre	»	27 »	» mai	»	43 »

En décembre	1901	25 fois	En juin	1902	34 fois
» janvier	1902.	39 »	» juillet	»	29 »
» février	»	28 »	» août	»	23 »
» mars	»	60 »	» septembre	»	26 »

12° *Intensité lumineuse à 1/6 de seconde de pose.* — Nous entrons dans la série des fortes insolations. A ce degré, la lumière est très belle, l'air est d'une grande transparence et le ciel est bleu de toute part. Quelquefois pourtant, des nuages épars se voient dans l'atmosphère, et le bleu céleste en est légèrement terni. D'autres fois, les rayons solaires frappent des cirrhus errants et s'y réfléchissent. Mais, à travers les déchirures de ces nuages, on aperçoit dans les régions supérieures l'azur du ciel qui semble plus pur.

A 1/6 de seconde de pose, l'éclairement est assurément puissant, mais il n'atteint pas encore la violence que nous allons voir dans un instant; il y a un certain flou dans son éclat et la polarisation n'atteint pas toute son énergie.

Je l'ai marqué :

En octobre	1901.	20 fois	En avril	1902.	45 fois
» novembre	»	28 »	» mai	»	51 »
» décembre	»	31 »	» juin	»	38 »
» janvier	1902.	35 »	» juillet	»	52 »
» février	»	34 »	» août	»	44 »
» mars	»	35 »	» septembre	»	44 »

13° *Intensité lumineuse à 1/8 de seconde de pose.* — A 1/8 de seconde de pose, la lumière est magnifique, le ciel est sans nuage, une abondante polarisation répand dans l'atmosphère un bleu d'une grande pureté, surtout au Nord ; tout ruisselle, tout s'anime sous un torrent de clarté, tout vit avec une intensité prodigieuse. Alors, l'actinité est d'une extraordinaire énergie, et l'éclat de la lumière est d'une violence considérable.

Cette haute luminosité a une action très active sur l'organisme. Si elle est commune en juillet, août et septembre, elle est loin d'être rare en automne, en hiver et au printemps. C'est elle qui vaut à Nice son renom de splendeur et sa réputation de salubrité.

Ses rayons ont une très grande force de pénétration. Leurs puissantes vibrations exercent sur l'extrémité terminale des nerfs de notre périphérie cutanée un ébranlement salutaire, qui en se transmettant à nos centres encéphaliques, rehaussent vigoureusement notre tonus vital. De plus, la lumière pénètre de toute part l'organisme humain, met en vibration les nerfs de nos organes internes et y produit une excitation favorable à leur fonctionnement ; c'est pour cette raison surtout que notre climat est éminemment tonique, sans compter l'action des autres agents météorologiques qui tous semblent concourir au relèvement général.

Pour Mathews, le mécanisme serait différent. L'excitation par la lumière serait une excitation chimique provenant des charges électriques du soleil. L'action de la lumière sur le protoplasma, dit le savant professeur américain, est exercée surtout par les rayons ultra-violets, comme on peut le voir par ce fait que la lumière violette produit son mouvement, tandis que la lumière rouge l'arrête. Mais, le violet qui est excitant pour le protoplasma est en même temps un excitant de réactions chimiques. Le rouge opère de façon inverse. Mais les colorations rouges et violettes sont dues à des mouvements d'électrons ou de charges provenant du soleil. Le soleil

agit donc sur le protoplasma comme les électrons sur les
nerfs. Et alors, il y a identité entre l'excitation chimique
et l'excitation lumineuse. Dans les deux cas, un même
agent agit : c'est l'électricité. [Revue scientifique, 1er avril
1902. Henry de Varigny].

Les progrès de la science nous permettront peut-être un
jour de choisir entre ces deux théories. Mais, ce choix
importe peu : toutes deux démontrent que le stimulant
des nerfs et du cerveau est un tonique puissant et que ce
tonique est la lumière.

Quoiqu'il en soit, c'est à midi qu'on observe surtout
l'intensité lumineuse à 1/8 de seconde de pose, et cela en
toute saison, sauf quelques écarts accidentels en juin et
septembre.

Mais cependant il est commun de la constater à toutes
les autres heures de la journée.

Je l'ai notée :

En octobre	1901.	24 fois	En avril	1902.	29 fois
» novembre	»	30 »	» mai	»	35 »
» décembre	»	23 »	» juin	»	33 »
» janvier	1902	30 »	» juillet	»	51 »
» février	»	24 »	» août	»	43 »
» mars	»	27 »	» septembre	»	35 »

Pendant les douze mois de l'année, sans compter mes
quatre jours d'absence en juin 1902, le photomètre a
marqué l'éclairement solaire à 1/8 de seconde de pose 384
fois, à 1/6 de seconde 457 fois, et à 1/4 de seconde 411
fois.

1° *Intensité lumineuse à 1/12, 1/16, 1/24, 1/32, de
seconde de pose.* — Mais, notre luminosité s'élève encore
au-dessus de 1/8 de seconde de pose. C'est ainsi que sou-

vent on trouve les sommets de la courbe à 1/12, 1/16, 1/24,
et même 1/32. L'éclat de la lumière prend alors une
incroyable énergie. Les yeux ne supportent plus la réver-
bération des surfaces blanches : le miroitement des eaux
de la mer est éblouissant, le ciel est d'un bleu profond et,
vers le Nord, il accuse des teintes cyaniques, enfin la mer
est d'un bleu sombre voisin de l'indigo. L'actinité et la
température des rayons solaires sont très élevés : mon
expérience m'a enseigné qu'il faut être très prudent dans
leur application thérapeutique, quand on n'a pas la précaution d'employer un dispositif spécial pour éviter leur
action calorifique.

Avec ces éclairements puissants, les malades exposés
au soleil, le torse nu, pendant vingt minutes, peuvent con-
gestionner leurs poumons et même cracher du sang.

Ce serait une erreur de croire que ces hautes luminosités sont rares à Nice. Chaque mois, on peut en observer,
même en hiver, époque des éclairements inférieurs. Il va
sans dire qu'elles coïncident avec un minimum d'humidité relative et un maximum de gaz hydrique.

Je les ai indiquées :

En octobre	1901.	25 fois	En avril	1902.	4 fois
» novembre	»	18 »	» mai	»	8 »
» décembre	»	16 »	» juin	»	8 »
» janvier	1902.	14 »	» juillet	»	16 »
» février	»	10 »	» août	»	37 »
» mars	»	10 »	» septembre	»	36 »

Il faut remarquer : 1° que la courbe de la lumière est
caractérisée en octobre, novembre, décembre, janvier et
février, par des oscillations extrêmes ; 2° que, pendant
les mois de mars, avril, mai et juin, il se produit un tas-
sement de ces extrêmes qui ramasse la courbe entre 1/4,

1/6 et 1/8 de seconde de pose ; 3° qu'enfin en juillet, août et septembre, les basses luminosités disparaissent au profit des hauts sommets qui prédominent.

Bien que ces extraordinaires éclairements soient généralement observés à midi, on les voit cependant à toute heure du jour, même à 4 heures du soir, en été.

En résumé, ces graphiques démontrent que l'intensité de la lumière bleue à Nice, et à plus forte raison de la lumière blanche, est très élevée, que les basses luminosités ne sont jamais ni d'une infériorité exagérée, ni de longue durée, mais que les éclairements supérieurs au-dessus de la moyenne sont communs en tout temps, malgré les saisons.

Si nous examinons mes graphiques, nous verrons que les forts éclairements qui permettent d'user de la lumière solaire, pour obtenir des effets thérapeutiques, sont aux diverses heures du jour dans la proportion suivante :

8 heures du matin......	296	fois
10 » ».........	328	»
Midi..............	342	»
2 heures du soir	300	»
4 » ».........	188	»

Nous verrons encore que les faibles éclairements pendant lesquels on ne peut espérer aucun résultat thérapeutique appréciable ont été observés à :

8 heures du matin.......	65	fois
10 » ».........	33	»
Midi..............	19	»
2 heures du soir........	61	»
4 » ».........	173	»

La distribution par mois des hautes et des basses luminosités s'établit de la manière suivante :

Mois		Hautes luminosités	Basses luminosités	Différences
Octobre	1901.	103	52	51
Novembre	»	103	47	56
Décembre	»	95	60	35
Janvier	1902.	118	57	81
Février	»	96	44	52
Mars	»	132	23	109
Avril	»	122	28	94
Mai	»	137	18	119
Juin	»	113	17	96
Juillet	»	148	7	141
Août	»	146	9	137
Septembre	»	141	9	132

*
* *

Il était important de connaître l'intensité de la lumière solaire dans le centre et le Nord de l'Europe comparativement avec celle de Nice et du Littoral méditerranéen. J'ai donc entrepris un voyage à travers l'Autriche, l'Allemagne, le Danemark, la Suède et la Norvège, jusqu'au Cap Nord, pour mesurer cette intensité et sa valeur chimique. J'en suis revenu avec des graphiques intéressants qui marquent cinq fois par jour : à 8 heures, à 10 heures, à midi, à 2 heures et à 4 heures, pendant les mois de juillet et d'août la courbe de la lumière. J'ai procédé dans cette enquête exactement de la même manière que dans mon cabinet à Nice, pour obtenir des termes de comparaisons aussi précis que possible.

D'une manière générale, il était à présumer que l'acuité lumineuse du centre et du Nord de l'Europe était inférieure à la nôtre, mais personne n'en avait fourni la preuve. Le fait qui m'a surtout frappé est celui-ci : dans

3

les pays que j'ai visités, la température est souvent égale à celle du Littoral, mais la lumière en tant que clarté et en tant qu'actinité est de beaucoup inférieure.

Le ciel de ces contrées n'est presque jamais d'une grande pureté, son atmosphère est plus ou moins saturée de nuages, de vapeur d'eau et de fumée, en conséquence, il existe comme un velum des régions supérieures qui fait obstacle au rayonnement calorifique de la terre vers les espaces interstellaires ; de là, cette concentration de la chaleur au niveau des couches d'air les plus rapprochées de notre globe.

Mais, ni les radiations chimiques, ni les radiations moyennes ne peuvent s'emmagasiner comme les radiations calorifiques ; en outre, elles sont absorbées en plus ou moins grande quantité par ce velum, dont je viens de parler, et elles n'arrivent plus jusqu'au sol que notablement amoindries.

D'autre part, le soleil y est inconstant même en été. C'est surtout pour cette raison que Finsen a dû abandonner ses applications de la lumière solaire. La constatation que je viens de faire a donc une importance capitale particulièrement pour le Littoral.

Quand on examine l'ensemble des graphiques des mois de juillet et d'août, que j'ai relevés de Nice à Strasbourg jusqu'au Cap Nord, et du Cap Nord à Vérone jusqu'à Nice, on est frappé de l'infériorité de la lumière pendant toute la durée du voyage, sauf quelques courtes séries de beaux jours.

A Strasbourg, à Baden-Baden, à Heidelberg, à Franc-fort, à Hombourg, à Wiesbaden, le long du Rhin, à Cologne, à Altern, à Hambourg, à Kiel, à Copenhague, à Hel-

sinforg, à Gottenbourg, à Christiania, à Throndhyem, sur
la mer du Nord, à Tromsœ, à Hammerfest dans la mer
glaciale et au retour du Cap Nord jusqu'à Christiania, le
mois de juillet a été au point de vue lumière solaire de
beaucoup inférieur à nos plus mauvais mois d'hiver. A
part six sommets élevés, la courbe s'est constamment
tenue sur des plateaux ne dépassant guère 1/4 de seconde
de pose (18 fois sur 155). Les amplitudes vont ordinairement de 1/2 de seconde de pose à 1/4, et sont souvent au-
dessous (20 fois sur 155).

Le mois d'août présente une courbe un peu meilleure.
Mais, l'amélioration ne se maintient sérieusement qu'à
partir de Méran, Vérone, Milan, Vintimille à Nice, c'est-à-
dire dans le Sud de l'Europe.

A Gottenbourg, à Helsinborg, à Malmœ, à Sassnitz, à
Rugen, à Berlin, à Potsdam, à Dresde, à Carlsbad, à Ma-
rienbad, à Nuremberg, à Munich, l'insolation habituelle
est médiocre ou mauvaise, et atteint rarement les sommets
des hautes luminosités. Même les très beaux jours sont
plus ou moins voilés et le ciel n'est presque jamais bleu,
preuve d'une polarisation peu abondante. Comment pour-
rait-il en être autrement : L'Allemagne tout entière est
une immense usine qui fume nuit et jour. Certaines pro-
vinces, la Wesphalie entr'autres, ne voient que bien rarement le soleil, si l'on en juge par le nombre vraiment
prodigieux de cheminées qui donnent des nuages de fumée
noire. Cette malheureuse province ressemble à un vaste
port de mer dont les cheminées figureraient les mats d'in-
nombrables navires.

D'autre part, dès que le soleil inclément consent à donner une petite série de beaux jours, un peu plus chauds

que d'habitude, un orage plus ou moins violent vient les interrompre brusquement : l'atmosphère s'assombrit pour un temps quelquefois long et les rayons solaires ne fournissent plus qu'une lumière diffuse affaiblie. Il n'est donc pas possible de comparer, sinon de loin, notre Littoral méditerranéen, dont la lumière est si claire, dont le ciel est si pur, avec ces pays dont les étés presque toujours nébuleux peuvent à peine être rapprochés de nos lumineux hivers.

En vérité, on ne se rend pas compte de cette différence énorme, à moins d'en faire une observation minutieuse plusieurs fois par jour, comme je l'ai fait.

Pour bien montrer la différence des deux luminosités, j'ai placé le graphique des mois de juillet et d'août 1903 sur la même feuille que la graphique de ces mois en 1902.

En conséquence, s'il est légitime de penser qu'à Nice et sur le Littoral on puisse utiliser avec succès les radiations solaires dans quelques maladies microbiennes externes et internes, il est impossible que les régions, dont je viens de mesurer l'intensité lumineuse, puissent avoir la même prétention. C'est pour cette raison qu'en Suéde, en Norvège et en Allemagne on a essayé de substituer la lumière de l'arc électrique à la lumière du soleil.

Lorsque j'ai visité l'Institut de Finsen, à Copenhague, et celui de Brüning, à Berlin, où l'on soigne les lupus et les épithéliomas, avec quelques succès, par la lampe à arc, j'ai pensé qu'avec l'intensité de notre lumière solaire, nous pourrions obtenir des résultats meilleurs. Lorsque j'ai visité les Sanatoria de Blitz et de Lahmann, dans les environs de Dresde, où l'on fait systématiquement la cure

de la nudité en plein air et en pleine lumière, avec quelques succès, j'ai pensé que nous ferions beaucoup mieux
sur notre Littoral presque toujours ensoleillé en toute
saison. Et nous n'aurions besoin ni d'instituts, ni de sanatoria, ni de solaria coûteux : chacun pourrait avoir chez
soi son propre sanatorium et son propre solarium. Sans
compter que notre lumière solaire a une bien autre efficacité que la lumière artificielle et que celle des soleils du
Nord.

J'ajouterai que les longues journées septentrionales,
pendant lesquelles le soleil glacé promène sa pâle clarté
sur des terres désertiques, sont sans chaleur, sans lumière
et sans actinité.

Vers le Cap Nord, l'intensité de la lumière bleue, au
soleil de minuit, ne dépasse pas 1/2 seconde de pose.

RAPPÓRT ENTRE LA LUMINOSITÉ ET L'ACTINITÉ SOLAIRES

Nous venons de voir combien notre insolation à Nice
est puissante, même en hiver. Les observations que j'ai
prises en sont une preuve manifeste. Mais. si j'ai pu par
un moyen simple, sinon classique, mesurer avec une exactitude suffisante notre intensité lumineuse, il semble
difficile, dans l'état actuel de nos connaissances, de
mesurer avec quelques chances de succès, notre intensité
actinique.

Jusqu'ici on n'est pas parvenu à trouver un terme de
comparaison pour déterminer cette intensité, car « les limites extrêmes entre lesquelles sont compris les rayons actifs
changent avec la nature de la substance impressionnable ».
*(Etude des radiations, 4ᵉ édition 1887, 3ᵉ fascicule. Jamin
et Bouty)*. Même avec l'actinomètre de Becquerel, il sem-

ble impossible de connaitre exactement l'intensité intrin-
sèque des rayons du spectre, car il suffit de changer la
nature des plaques et par conséquent l'action chimique
pour modifier tous les résultats. *[Janin et Bouty].*

« Les radiations calorifiques sont seules susceptibles
d'une commune mesure représentative de leur énergie. Il
reste à savoir si les radiations lumineuses ou chimiques
superposées aux précédentes dans le spectre ont réelle-
ment une existence distincte : en un mot, s'il est permis
de leur attribuer une énergie propre. Il est plus naturel de
supposer que c'est aux dépens de l'énergie calorifique
disponible des radiations que se produisent soit l'impression lumineuse sur la rétine, soit l'impression photographique sur les plaques daguerriennes ; car dans cette
hypothèse, on s'expliquerait facilement et de la manière
la plus simple, le défaut de proportionnalité que ces im-
pressions présentent entr'elles et la multiplicité des spec-
tres chimiques ». *[Jamin et Bouty. Loc. cit].*

Nous savons pourtant que, d'une manière générale, le
pouvoir chimique du spectre visible augmente de puissance depuis le rouge, qui est presque inactif, jusqu'aux
dernières limites du violet. C'est surtout à partir de la
raie D, que les rayons solaires ont une grande activité.
Quant au spectre obscur ultra violet, plus étendu que
celui de Newton, il est composé de radiations auxquelles
on n'a reconnu encore que des propriétés chimiques ; et il
est démontré que ces propriétés sont les plus énergiques
et qu'elles sont proportionnelles aux intensités lumineuses
du soleil. C'est à Becquerel que nous devons les premiers
travaux importants sur ce spectre, dont il a fait connaître
les principales raies.

Ces observations de physique nous donnent le droit de juger de notre intensité actinique par l'intensité de notre lumière, et de nous rapporter à mes graphiques pour l'apprécier.

Tout en décrivant l'éclat de notre lumière bleue, ils fournissent non seulement des indications précises sur notre éclairement, en général, mais encore des renseignements exacts sur notre photochimie.

En effet, les radiations d'une énergie vraiment active commencent aux rayons bleus du spectre visible, bien que les rayons de plus grandes longueurs d'onde ne soient pas absolument sans effets. Ce sont ces idées générales qui semblent avoir conduit Decoudun à construire son photomètre pour permettre de calculer mécaniquement l'intensité chimique des rayons solaires.

Cet instrument quelque imparfait qu'il puisse être nous enseigne que plus les temps de pose sont courts, plus les rayons solaires sont puissants sur les plaques daguerriennes, et plus est puissant l'éclairement ambiant. Lumière et actinité sont donc équivalents. En conséquence, étant donné une intensité lumineuse variable, des plaques photographiques uniformes comme sensibilité et un objectif à grande ouverture définie, il est possible de mesurer l'énergie chimique de chaque acuité lumineuse. C'est précisément le travail que je viens de faire en établissant mes graphiques. Mais, ce n'est là qu'une intensité relative, qu'on ne saurait prendre comme unité de mesure absolue s'appliquant à tous les cas, puisqu'elle dépend surtout de la nature des substances impressionnables.

Nous pouvons donc nous rendre compte de l'actinité dont nous jouissons habituellement à Nice ; car, nous voyons qu'aux insolations violentes correspond un chimisme violent et qu'aux faibles luminosités correspond une faible activité. Ces simples constatations ne font du reste que confirmer les travaux déjà connus sur la photochimie.

Telles sont, au point de vue météorologiques, les observations que j'ai faites à Nice.

DEUXIÈME PARTIE

PASSAGE DE LA LUMIÈRE CHIMIQUE

A TRAVERS LE CORPS HUMAIN

Nous savons par des expériences nombreuses, que les rayons colorés de l'extrémité rouge du spectre, à commencer par le jaune, ont une influence manifeste sur l'organisme humain et pénètrent à l'intérieur de notre économie avec facilité. Ce sont eux qui sont considérés comme augmentant d'une manière plus spéciale notre tonicité vitale. Ils président au développement des plantes auxquelles ils fournissent la chlorophylle, ils président également à la nutrition des hommes chez lesquels ils favorisent la production de l'hémoglobine. P. Bert n'a-t-il pas découvert dans le rouge une bande qui en occupe environ un quart et qui agit pour déterminer la formation de la matière organique.

Nous savons encore que l'insuffisance de la lumière place les hommes dans des conditions d'infériorité organique notoire : d'où l'étiolement, les malformations, la scrofule, des caries osseuses, la tuberculose et autres dégénérescences. De même les plantes s'étiolent dans l'obscurité. Elles sont atteintes dans leurs organes extérieurs, souffrent dans l'intimité de leurs tissus, se nourrissent mal, s'arrêtent dans leur développement et périssent sans postérité. La lumière est donc le tonique par excellence des hommes et des végétaux, et il est aujourd'hui certain que cette action puissante est due à l'extrémité rouge du spectre.

La lumière rouge, orangée, jaune, pénètre donc dans l'organisme ; ce fait est admis par la science : je n'insiste pas.

Mais, il est également admis que les rayons chimiques, ceux de l'extrémité violette, n'entrent pas dans l'intérieur du corps, ou tout au moins ne dépassent pas l'épaisseur de la peau. Pourtant, ce problème n'a jamais été parfaitement élucidé, au grand dommage de la photothérapie ; car, si malgré la croyance contraire la lumière chimique passe librement à travers notre surface cutanée pour atteindre nos organes, il est incontestable que nous pourrions utiliser ses propriétés microbicides dans une foule de circonstances, où notre action thérapeutique n'est pas toujours bien efficace.

Personnellement, je suis convaincu que les radiations actives du soleil ne s'arrêtent pas à la peau : je vais essayer de le démontrer.

Preuves cliniques. — La littérature médicale n'est pas riche en documents. Quelques faits sont cependant à noter.

Déjà en 1895, de Renzi avait essayé de traiter des cobayes inoculés de pus tuberculeux par l'insolation directe. Il divisa ses animaux en deux lots : le 1er fut exposé aux rayons solaires dans une cage de verre blanc, le 2e dans une caisse en bois. Les premiers moururent les uns après les autres, au bout de 24, 39, 59, 89 jours ; les seconds, au bout de 20, 25, 26, 41 jours. L'influence solaire fut manifeste.

A mon avis, elle eut été meilleure, si, au lieu de placer les cobayes sous des verres blancs, qui ne laissent passer qu'un minimum de radiations chimiques, on les eut disposés en pleine lumière.

Savary (d'Odiandi) a observé que la lumière bleue déprime le pouls, abaisse la température et calme le système nerveux ; Douza lui reconnaît celle de tranquilliser les aliénés agités ; Raffeneau a fait la même observation, et la plupart des expérimentateurs attribuent aux rayons violets les mêmes propriétés sédatives.

De mon côté, j'ai obtenu des résultats semblables chez un jeune typhique. Un enfant de treize ans, dans le cours d'une fièvre typhoïde, fut pris d'un délire extrêmement violent que rien ne parvenait à calmer. Cet état inquiétant durait depuis trois jours, lorsqu'il me vint l'idée de faire éteindre, pendant la nuit, tout ce qui pouvait donner de la lumière, le feu, les lampes, les veilleuses, et de faire appliquer, pendant le jour, des rideaux bleus aux croisés. L'effet fut miraculeux, l'enfant devint tranquille comme par enchantement. Mais, chaque fois que l'on tentait de soulever les rideaux, le malade recommençait son effrayant délire.

Foveau de Courmelles a présenté à l'Académie des

Sciences, en novembre 1901, une observation de laquelle il est permis de conclure que les rayons chimiques peuvent pénétrer profondément dans l'organisme. Soignant une lupique, l'auteur perçut chez cette malade, qui commençait à tousser un souffle au sommet gauche. Il appliqua aussitôt la lumière à arc à 10 ampères et 80 volts filtrée par une double lamelle de quartz avec circulation d'eau. Après cinq applications de 5 minutes, à chaque séance, la toux et le souffle avaient disparu. Cette action profonde dans les tissus vivants ne prouve-t-elle pas que la pénétration de la lumière chimique est plus grande que celle qu'on avait supposé, depuis la célèbre expérience photographique de Finsen sur le lobule de l'oreille.

A l'Institut de Copenhague, que j'ai visité, on professe encore qu'elle ne pénètre pas dans l'organisme humain au-delà d'un demi-centimètre, en raison de la couleur du sang, et dans tous les instituts photothérapiques que j'ai vus, on s'en tient encore à cette opinion, que je crois erronée.

Cependant, la nocivité des rayons chimiques a été démontrée par Finsen lui-même et par Guimbail de Monaco. « En examinant directement sous le microscope, la circulation des globules rouges du sang dans la queue d'un têtard vivant, on voit comme on le sait, que ces globules sont éliptiques et plats ; mais, sous l'influence de la lumière, on voit, en prenant toutes les précautions nécessaires pour exclure l'influence de la chaleur, que les globules deviennent sphériques, et par conséquent beaucoup plus petits ; j'ai répété moi-même ces expériences (Finsen) avec résultat positif, et j'ai trouvé d'ailleurs, que la lumière étant assez forte, les globules finissent par se casser en petits morceaux ; ces morceaux forment une partie du pigment, qui se dépose dans la peau après une exposition assez prolongée au soleil. » *(Guimbail. La Thérap. par les agents Phys. et Nat. 1er Avril 1903).* D'autre part, quand on applique une partie quelconque du corps, le bras, par exemple, sur le compresseur Lortet-Genoud, l'appareil étant en marche, et qu'on le laisse quelques instants, on ne remarque d'abord rien de particulier : la peau semble intacte. Mais, le lendemain elle porte les traces d'une ecchymose.

Certes, dans les expériences de Finsen, de Guimbail et de Lortet, on ne saurait dire que les rayons chimiques ont agi à une grande profondeur, mais j'ai constaté, à mon tour, que leur trop longue application sur le torse nu d'un bacillaire peut, si l'on manque de prudence, produire de la congestion pulmonaire et même provoquer des crachements de sang.

En effet, placez des tuberculeux, le torse nu, en plein soleil, alors que l'intensité des rayons bleus est marquée au photomètre Decoudun par 1/12 ou 1/16 de seconde de pose, laissez-les une demie heure dans l'immobilité, la tête couverte ou abritée, et vous pourrez constater que la plupart auront de l'hémoptisie en plus ou moins grande abondance. Les poumons se congestionnent dans les mêmes conditions que la peau, qui, comme on le sait, rougit et devient érythémateuse sous l'influence de l'actinité solaire. C'est, je crois, à la même cause chimique qu'il faut attribuer les cas d'hémoptisie signalés par Pégurier, de Nice, sur des tuberculeux qui s'étaient exposés trop longuement aux rayons solaires pendant leurs pro-

menades. « Alors que l'on met aisément sur le compte de
l'air *trop excitant* du climat marin les poussées conges-
tives observées — fréquemment, je le reconnais — chez
nos malades de la Rìviera, on ne se doute pas que le plus
souvent ces complications ne sont que des phénomènes
d'insolation pulmonaire. Il est simple, évidemment d'in-
criminer dans ces cas, à défaut d'autres causes manifestes
l'action *excitante* de l'atmosphère marine : on le fait toutefois sans prendre garde que la composition chimique de
l'air marin respiré à une centaine de mètres à peine du
rivage est sensiblement comparable à celle de l'atmosphère
des régions éloignées des côtes, et que, par suite, il ne
possède aucun élément particulier capable d'exercer sur
les lésions tuberculeuses, l'action nocive qu'on lui attribue. » *(Pégurier. Rev. intern. de la tuberculose. Sept. 1903.
p. 645)*.

Les expériences de Quincke, de Kiel, prouvent que la
lumière chimique pénètre dans le corps, et agit sur les
fonctions organiques et les échanges nutritifs. Paul Bert
n'a-t-il pas démontré que cet agent favorisait l'oxydation
des tissus ? Quincke a observé que le pus d'un empyème
absorbe plus avidemment l'oxygène du sang à la lumière ;
il a vu encore que l'oxygène du sang leucémique disparait
bien plus rapidement à la lumière que dans l'obscurité.
Le médecin allemand attribue ces phénomènes à un effet
des rayons chimiques. (*Sem. médicale, 30 Avril 1902*).

Il faut dire que Bie, de Copenhague ; Von Jaksch, de
Prague ; Rumpf, de Bonn ; Hahn de Breslau ; Marcuse, de
Mannheim, ne reconnaissent aucune action profonde à la
lumière chimique. Mais, ces auteurs n'ont employé que la
lampe à arc dans leurs expériences. Or, la lumière élec-

trique à arc ou à incandescence ne saurait être comparée à celle du soleil, et j'estime qu'ils changeraient d'opinion s'ils appliquaient cette dernière à leurs expérimentations cliniques.

Je ne crois pas pourtant, que si l'actinité solaire a le pouvoir, dans certains cas, d'altérer le jeu de nos organes, cette action soit facile. La nature a pris quelques précautions de sauvegarde. Le pigment cutané, la couleur rouge de nos tissus, la couleur jaune de quelques unes de nos sécrétions, et d'autres causes encore gênent évidemment la pénétration des radiations chimiques et en absorbent une notable proportion. Et ce sont là des mesures conservatrices d'un organisme qui, en somme, n'est qu'un assemblage de cellules. Mais, ces obstacles ne me paraissent pas suffisants pour arrêter la totalité du chimisme solaire et c'est sur cette circonstance que nous devons baser notre influence thérapeutique.

On a remarqué encore que la tuberculose pulmonaire en Amérique, faisait de plus grands ravages parmi la population noire que parmi la population blanche. Je ne suis pas éloigné de croire que la raison de la moindre résistance des hommes de couleur est précisément la quantité de pigment qui abonde dans leur peau : elle offre une barrière plus efficace que chez les blancs à la pénétration des rayons chimiques dans l'intérieur de leur organisme, et les prive par conséquent d'une plus grande part d'action microbicide,

On ne saurait invoquer la prédisposition de la race, puisque dans leurs pays d'origine les nègres ne sont jamais atteints de tuberculose. Je ne crois pas cependant que, si la pigmentation des nègres nous apparaît comme un obstacle des plus sérieux au passage de la lumière à travers leur corps, elle puisse lui opposer une barrière absolument infranchissable : il doit certainement en passer une certaine quantité, bien qu'en plus faible proportion que chez les hommes à peau blanche, et cela pour des raisons d'ordre physique dont je vais parler. Il est probable, bien qu'il n'existe aucune expérience pour le prouver, que le pigment vivant laisse passer une portion des rayons chimiques et qu'il n'en absorbe qu'une partie. La marche des rayons lumineux dans l'œil semble plaider en faveur de cette idée.

Preuves physiques. — Lorsqu'on interpose une hydrocèle entre l'œil et un foyer lumineux, on aperçoit la tumeur liquide éclairée en rose vif ; le même phénomène se produit en enfermant une ampoule électrique allumée dans la bouche : une partie de la face s'illumine en rose vif ; si l'on place la main devant le compresseur d'un appareil Finsen en marche, elle s'éclaire encore en rose vif, et la lumière traverse avec une égale facilité la peau, les muscles et les os. Ces expériences prouvent que les rayons rouges, orangés et jaunes, pénètrent librement dans l'organisme. C'est de l'évidence, je n'insiste pas. Qu'il me soit simplement permis de noter que ces rayons colorés sont ceux qui dans le spectre ont des attributions formellement toniques.

Il s'agit donc de démontrer que non seulement ceux là, mais encore ceux de l'extrémité violette, c'est-à-dire les bleus, indigo et violets, passent eux aussi comme les premiers. Analysons la coloration de nos tissus, de nos liquides et de nos sécrétions, et nous trouverons probablement la solution du problème.

En effet, nous constatons : 1° que l'organisme possède des tissus et des liquides rouges ; 2° que plusieurs produits physiologiques et pathologiques sont jaunes ; 3° qu'entr'autres sécrétions la bile est verte ; 4° que les veines réfléchissent leur contenu en bleu ; 5° que le lait et le chyle sont blancs ; 6° qu'enfin le sang artériel est rutilant pour ne pas dire pourpre, et contient du bleu et du violet. Comme rien ici-bas n'est coloré en lui-même, que toute chose l'est au contraire par la lumière, il s'ensuit que les liquides et les sécrétions renfermés en nous ne peuvent devoir leur nuance simple ou composée qu'à la pénétration des radiations solaires à travers le corps. Que les rouges, orangées, jaunes et vertes puissent traverser la surface cutanée pour arriver jusqu'à l'intérieur, la chose est manifeste.

Mais, on ne comprend pas aussi facilement comment peuvent s'introduire les indigo, les bleues et les violettes, puisque aucun de nos tissus ni aucune de nos sécrétions ne possèdent cette coloration. Elles y entrent pourtant, puisque le chyle et le lait sont blancs. Voici, d'autre part, comment j'entrevois leur marche.

Le sang humain est un liquide différent d'aspect, selon qu'il coule dans les artères ou dans les veines ; dans le premier cas, il est d'un rouge rutilant, voisin du pourpre, et sa matière colorante est l'oxyhémoglobine ; dans le second, il est d'un rouge sombre, et sa matière colorante est l'hémoglobine réduite. Il faut remarquer que ces deux teintes ne se trouvent pas telles quelles dans le spectre. Et si elles ne s'y trouvent pas, c'est qu'elles ne sauraient être considérées comme primitives, mais plutôt comme un mélange.

4

Le sang artériel et le sang veineux ne peuvent échapper aux lois générales qui régissent les liquides colorés. Que la matière se présente sous la forme solide, liquide ou gazeuse, elle n'est et ne peut être colorée, selon les lois connues, que par la lumière. Quand elle réfléchit ou transmet tous les rayons, elle est blanche ; quand elle ne réfléchit ou n'en transmet qu'un seul, elle prend la nuance de ce seul rayon : quand elle en réfléchit ou en transmet plusieurs, la résultante est un mélange de tons. Donc, la couleur sanguine n'étant pas contenue dans le spectre, est nécessairement formée d'un mélange de rayons divers.

Quels sont ces rayons pour le sang artériel ? Disons d'abord, avant d'entrer plus avant dans la question, quelle est la loi qui régit la coloration des liquides en général. La voici : lorsque la lumière du jour, tombe sur un liquide, les rayons du spectre sont en partie absorbés, en partie diffusés ou transmis. Ces derniers seuls prédominent et donnent au mélange sa teinte ; il y a absence des couleurs absorbées.

Si nous examinons l'oxyhémoglobine, au spectroscope, nous voyons que les radiations absorbées par elle sont une partie de l'orangé, les deux cinquièmes du jaune et le vert presque tout entier. Les deux bandes d'absorption de cette substance le prouvent nettement : elles sont même caractéristiques du sang artériel humain. « La première à gauche, dit Fumouze, s'appuie sur la ligne D qu'elle déborde légèrement, et recouvre peu à peu les deux cinquièmes de l'espace D E ; la deuxième recouvre E b. Ces deux bandes sont l'une et l'autre formées d'une obscurité intense, et la seule différence qu'elles présentent, consiste en ce que la première à gauche est moins large que la seconde ».

Ceci étant connu, faisons tomber un faisceau de lumière blanche sur du sang artériel dilué, Ce faisceau qui se compose des sept rayons du spectre, sera en partie absorbé par lui, et le reste sera diffusé ou transmis. Dans le premier cas, nous savons qu'une partie de l'orangé, les deux cinquièmes du jaune et presque tout le vert ne pourront en aucune manière participer à sa coloration ; dans le second cas, le rouge, le bleu, l'indigo et le violet, qui constituent la partie de la lumière diffusée ou transmise, passeront à travers le sang artériel, et, d'après la loi ci-dessus énoncée, lui donneront sa couleur. Il suit de là que le rouge rutilant du liquide nourricier est un mélange fourni par une partie des rayons orangés, des trois cinquièmes des jaunes, d'une petite partie des verts, des rouges, des bleus, des indigo et des violets.

En conséquence, les trois derniers, qui sont doués de propriétés chimiques intenses, ont une voie tout ouverte pour pénétrer dans l'intérieur de l'organisme précisément à la faveur de la couleur du sang artériel.

Examinons le sang veineux. Au spectroscope, sa matière colorante ou hémoglobine réduite, ne présente plus qu'une seule bande d'absorption, mais elle occupe tout l'espace compris entre D E b.

Le sang veineux absorbe donc une partie des rayons orangés, tous les rayons jaunes, à peu près tous les rayons verts du spectre, et ne laisse passer qu'une partie de l'orangé, une partie du vert, le rouge, le bleu, l'indigo et le violet. Ce sont ces couleurs mélangées qui nuancent le sang veineux.

Théoriquement, il semble donc possible aux ondes lumineuses ayant des propriétés chimiques de parvenir jusque dans la profondeur de l'organisme tout au moins par transmission à travers le liquide des artères et des veines.

Il resterait à démontrer que les rayons ultra-violets peuvent eux aussi pénétrer dans le corps humain.

Je ne vois aucune raison pour qu'ils soient arrêtés au niveau de la peau, et si ceux de l'extrémité violette peuvent passer dans l'intérieur de nos tissus, les ultra-violets devront suivre le même parcours. Assurément, une bonne part sera absorbée, mais une portion notable me semble devoir entrer par la route frayée. Je pense même que l'on pourrait en faire la preuve par la manière dont se fait la vision.

Suivons un faisceau de lumière blanche dans l'œil humain, sans nous occuper de la réfraction qu'il va éprouver en changeant de milieu. Les rayons calorifiques seront d'abord arrêtés. Les autres vont traverser la cornée, l'humeur aqueuse, le cristallin et son enveloppe, le corps vitré, la rétine qu'ils impressionneront au passage, puis ils franchiront la choroïde et son pigment pour arriver enfin à la sclérotique ; de là, ils se réfléchiront pour retraverser la choroïde et son pigment et revenir impressionner les cônes et les bâtonnets. Je ne parle pas des pertes successives qu'ils feront dans les milieux de l'œil, ni de celles qu'ils éprouveront par la réflexion à travers la sclérotique ; ces considérations sont secondaires.

Or, à partir de la rétine jusqu'à la sclérotique les tissus sont gorgés de sang artériel et veineux ; la choroïde a même été dénommée un lac sanguin.

Si au lieu de prendre un faisceau de lumière blanche, nous introduisons dans l'œil des faisceaux de rayons bleus, indigo ou violets, nous voyons qu'ils se conduisent chacun comme le premier, malgré le pigment choroïdien et la couleur du sang Et il ne peut en être autrement, sinon il serait impossible à notre organe visuel de voir ni le bleu, ni l'indigo, ni le violet.

Les ultra-violets ont des longueurs d'ondes trop courtes, des vibrations trop rapides pour impressionner la rétine à l'état normal. Ils sont donc invisibles. Mais au moyen de certains artifices, l'œil dans certaines conditions parvient à les percevoir : on sait qu'ils sont de couleur lavande. En conséquence, si nous pouvons les distinguer, c'est qu'ils ont dû traverser la choroïde et par suite le sang dont cette membrane est gorgée.

En résumé, le pigment cutané et le rouge du sang sont assurément des obstacles au passage des rayons chimiques, mais théoriquement ces obstacles ne paraissent pas infranchissables. Il s'agit d'en faire la preuve expérimentale.

Preuves expérimentales. — Depuis la célèbre expérience de Finsen, on avait pensé généralement, que les radiations actiniques de la lumière ne pouvaient pénétrer dans l'organisme précisément en raison de la couleur du sang. Cependant, il y a quelques années déjà, Onimus, de Monaco, présenta une note à l'Académie de médecine, dans laquelle il indiquait la possibilité d'impressionner une plaque daguerrienne à travers la main. Depuis, Sarason a fait une autre démonstration. Il plaça dans sa bouche une plaque photographique recouverte d'une feuille d'étain dans laquelle il avait au préalable découpé une croix. Puis, il dirigea sur la joue l'appareil de Finsen. Il vit alors que la plaque avait été impressionnée au niveau de la découpure. *(Guimbail. La Théra. par les agents phys. et nat, 1 mai 1903).*

Je ne connaissais pas encore les recherches de Sarrason, lorsque, en juillet 1902, j'entrepris de prouver que les rayons chimiques ne sont pas entièrement absorbés par la coloration du sang, dans l'intérieur de nos tissus. Dans une chambre exposée en plein midi, et recevant les radiations solaires directes par la croisée ouverte, je fis placer une jeune femme sur un escabeau, le torse nu, et le dos pleinement insolé, de manière que la tête seule fut à l'ombre. En face d'elle on plaça une table, et sur cette table un appareil photographique, dont l'ouverture dépourvue de son objectif appuyait sur la partie inférieure du sternum. De cette manière, le sujet recevait sur la face dorsale les rayons solaires, qui en supposant leur transmission à travers les tissus, devaient impressionner la plaque dans la chambre noire. Je pris toutes les précautions, pour éviter qu'entre l'ouverture de l'instrument et la peau il ne put pénétrer le moindre rayon lumineux. Avant toute chose, la plaque (Lumière, marque bleue) reçut dans l'obscurité, vers son centre, un morceau de papier noir, impénétrable aux rayons chimiques.

Je crois avoir fait cette expérience avec toute la minutie désirable pour éviter l'ombre d'une erreur.

Le temps de pose fut de vingt minutes.

La photographie montre : 1° un losange central absolument noir, qui marque la place du papier anguille, et qui n'a reçu aucune impression lumineuse. 2° le reste de la surface autrement colorée indiquant, par opposition, le degré d'impressionnabilité. L'intensité de la lumière bleue à l'extérieur était de 1/8 de seconde de pose.

Après cette première expérience, j'en fis une seconde sur la même personne, en déplaçant l'appareil photographique de bas en haut, et dans des conditions identiques. L'épreuve montre qu'après 20 autres minutes de pose, le résultat fut tout aussi énergique.

Depuis cette époque, j'ai renouvelé mes expériences avec succès. J'en ai fait une entr'autres avec le Lortet-Genoud.

Dans une salle obscure, pendant la nuit, je me plaçai en face de cette machine, dont la lampe à arc lance une masse énorme de rayons chimiques d'une intensité considérable en raison de la courte distance qu'ils ont à parcourir. J'avais le torse nu. Pendant ce temps un aide m'appliquait vigoureusement dans le dos l'ouverture d'un appareil photographique, sous la surveillance d'un professionnel. Sur mes épaules était jeté, par surcroît de précaution, un voile noir, de manière à me couvrir complètenent et à obstruer absolument toute introduction de la lumière. Ces dispositions prises, j'appliquai le compresseur sur la peau de ma poitrine, au niveau du sternum, la lampe à arc fut mise en fonction et je posai onze minutes dans cette position difficile, avec des précautions infinies. Préalablement la plaque photographique (marque bleue, Lumière), avait été barrée par une bande de papier noir pour servir de témoin.

La photographie obtenue prouve que la plaque a été impressionnée. Cette épreuve est cependant plus faible que les précédentes. Mais il faut noter que l'épaisseur des tissus à traverser est de beaucoup supérieure à celle des tissus du premier sujet, que le temps de pose n'a été que de onze minutes au lieu de vingt, et qu'enfin j'ai la peau très brune. De ces observations, il faut donc conclure, que la lumière solaire, lorsqu'elle tombe sur le torse nu, pénètre dans l'intérieur des poumons avec une assez forte intensité, et que l'éclairement pulmonaire est relativement élevé.

On a fait à mes expériences deux critiques qui méritent d'être signalées :

1° La peau humaine étant phosphorescente, les plaques photographiques peuvent être impressionnées par cette phosphorescence et non par les rayons chimiques.

2° La lumière rouge impressionne à la longue les plaques daguerriennes ; il pourrait se faire que l'éclairement de l'organisme par les rayons solaires eût produit sur mes plaques un effet du même genre.

La première observation m'a fait entreprendre de nouvelles recherches sur l'influence de la phosphorescence de la peau. Je me suis naturellement placé dans les mêmes conditions où j'avais primitivement opéré. Après m'être exposé, le torse nu, aux rayons du soleil, le 15 novembre 1902, à onze heures du matin, dans une chambre au midi, les croisées ouvertes, la lumière du dehors étant d'une intensité de 1/8 de seconde de pose, j'ai gagné aussitôt un cabinet noir de photographe, situé dans la maison même, à côté de la chambre où je venais de m'insoler. L'ouverture de l'appareil photographique, disposé comme dans les autres expériences, a été maintenue sur ma poitrine nue pendant vingt minutes. Or, la plaque daguerrienne (Lumière, marque bleue) n'a subi aucune impression. Il est donc certain, que la phosphorescence n'a joué aucun rôle dans mes plaques précédentes.

La seconde observation m'a conduit à prier un de mes

amis, M. Nicolaïdès, photographe amateur des plus distingués, de faire quelques études sur la durée de l'impressionnabilité des plaques daguerriennes sous l'influence de la lumière rouge. Or, malgré tous ses soins, M. Nicolaïdès n'a pu obtenir aucune impression après quarante minutes de pose. Il est donc certain que la seconde objection ne saurait détruire le résultat de mes précédentes expériences.

Il faut donc naturellement conclure de toutes ces recherches cliniques, physiques et expérimentales que la lumière chimique traverse nos tissus, pénètre dans l'intérieur de nos organes et peut, en conséquence, y exercer ses propriétés microbicides.

LES MOISISSURES

LES CHAMPIGNONS, LES MICROBES

———

Dans cette seconde partie de mon travail, je me suis efforcé de démontrer que les rayons colorés de l'extrémité violette du spectre pénétraient dans l'organisme humain. C'est que la connaissance de ce fait est capitale. Nous savions à n'en pas douter que ceux de l'extrémité rouge y avaient un libre accès, et que leur action était franchement tonique : les expériences des auteurs sont concluantes à cet égard ; mais nous ignorions que les radiations ayant des propriétés chimiques et par conséquent antiseptiques jouissaient de la même faveur. Or, si ces dernières, comme je le crois, entrent dans le corps humain, il n'est pas douteux qu'elles soient d'un grand secours dans la cure de la tuberculose pulmonaire et d'autres maladies microbiennes.

Leur influence sur les moisissures, les champignons et les microbes est depuis longtemps connue, mais on n'avait guère expérimenté que sur les maladies externes ou in vitro.

Les bactériologistes ont d'abord étudié les effets de la lumière blanche, puis ceux de la lumière colorée : il n'est peut-être pas sans intérêt de rappeler ici quelques unes de leurs découvertes.

Ils ont démontré que la lumière blanche est nuisible à la plupart des champignons et des moisissures, Elfving a prouvé que l'organe principal de la vie du champignon, chargé de l'élaboration des matériaux de nutrition, le myccelium, est frappé de mort par les radiations solaires. Duclaux a fait voir que sous l'influence d'une insolation faible, mais prolongée, ou d'une insolation forte, mais rapide, les organes fructifères et les spores périssent également. Martinaud et Gienti ont également fait des expériences concluantes dans le même sens.

L'obscurité favorise l'accroissement des champignons et des moisissures, elle offre encore une condition favorable au pullulement des microbes. L'œuvre antiseptique du soleil est la sauvegarde d'autant plus efficace de l'humanité, que les microbes vivent partout et en tous lieux. On les trouve sur les poussières et sur les corps étrangers suspendus dans l'atmosphère. Il est vrai qu'ils y sont peu nombreux à l'état vivant *(Pasteur)*, car ils y subissent plus facilement et plus énergiquement l'action solaire. Miquel a calculé qu'à Montsouris, l'air contenait 4.3 bacteries par centimètre cube et 19 à Paris. D'où il faut conclure que la campagne est plus saine que les villes. Il y a des bacilles dans la grêle *(Budjwid, de Varsovie, 1887, Fontin Abel. 1894)*, dans la neige, *(Janowski)*, dans les glaciers, *Schmelek, sur le Jostedalsbrö, en Norwége)*: on vient même d'en découvrir dans la houille à l'état fossile. L'eau de la mer soit en surface, soit en profondeur; en contient peu, *(Russel)*. D'après les étude de Miquel sur les eaux de la Marne et de la Seine, et celles de Percy, sur les eaux de la Tamise et de la Léa, les microbes seraient plus nonbreux en hiver qu'en automne, en automne qu'au printemps, au

printemps qu'en été. Ce qui prouve l'influence microbicide de la lumière.

L'action des radiations solaires sur les microorganismes
fut étudiée pour la première fois par Downes et Blunt, en
1877-1878. Ces auteurs démontrèrent que les bactéries qui
se multipliaient dans d'énormes proportions dans certains
liquides organiques, devenaient infécondes dès qu'on les
exposait au soleil. On pensa d'abord que l'agent néfaste
était la chaleur. Mais de nouvelles expériences faites par
eux, Harloing et Janowski avec des tubes plongés dans la
la glace, prouvèrent le mal fondé de cette idée.

On attribua ensuite cette action aux propriétés chimiques
de la lumière, Les travaux de Duclaux en 1885 et de Roux
en 1887, semblèrent fortifier cette opinion, En fait, ils
reconnurent que la mort provenait de l'action toxique des
bouillons, par suite d'oxydations énergiques produites
par l'activité solaire. Ce n'était qu'une partie de la vérité.

Duclaux, Harloing, Roux, Tyndall avaient démontré que,
lorsque l'insolation directe ne détruisait pas les cultures
microbiennes, elle les affaiblissait et atténuait leur virulence, mais que dans l'obscurité, elles reprenaient leur
ancienne énergie.

Plus l'éclairement est intense, (*Dieudonné*) plus il est
néfaste, tandis que la lumière diffuse (*Kruse*), est peu
active. D'après Roux et Momont, l'état sec serait moins
rapidement meurtrier que l'état humide, et d'après Duclaux
l'air favorise la destruction, tandis que le vide augmente
la vitalité.

Nous lisons dans l'admirable traité de microbiologie de
Duclaux, auquel j'ai fait de nombreux emprunts, que la
lumière diminue la virulence des microbes, quand elle ne

les tue pas, mais n'a aucune action sur leur descendance. Nous savons qu'il n'en est pas de même pour les plantes élevées à l'ombre. Pourtant Duclaux entrevoit la possibilité de créer des races atténuées par l'insolation.

Roux et Yersin ont démontré qu'on pouvait garder des cultures diphtériques pendant plus d'un an en vase clos et dans l'obscurité. Mais, une fausse membrane laissée au soleil et à la pluie pendant les mois d'avril et de mai, ne conserva pas ses bacilles vivants. Enfin, Ledoux·Lebart a prouvé que les rayons directs tuaient les microbes de la diphtérie en quelques jours, mais que la lumière diffuse n'empêchait leur développement ni à la température ordinaire, ni à 33°, ni à 35° centigrades.

L'opinion générale des savants était donc que les microbes périssaient par l'action des propriétés chimiques des radiations solaires. Mais le fait était à prouver. Il y avait le choix entre deux méthodes d'expérimentation : 1e l'emploi des verres monochromatiques (*Downes et Blunt*) ou des liquides colorés (*Harloing, Janokski, Geisster, Kotljar*), 2° L'emploi des rayons colorés du spectre. Cette dernière méthode était la plus sûre, mais la plus difficile (*Harloing, Goaillard, Sautoir, Marshall Ward*).

C'est, je crois, Marshall Ward qui est parvenu, au moyen d'expériences délicates, à élucider complètement la question. Il a prouvé que les rayons rouges, orangers et jaunes étaient indifférents quand ils agissent seuls, tandis que les rayons bleus et violets sont seuls actifs.

Il a prouvé encore qne, pendant les jours sombres, le brouillard absorbe une grande partie de la lumière, particulièrement le bleu et le violet, que par un temps clair, il faut cinq ou six heures pour tuer les spores, qu'enfin un

éclairement réfléchi ou diffusé est moins nocif qu'un éclairement direct. Murshall Ward a constaté, au surplus que
le bléu du ciel est un bactéricide énergique : c'est à une
exposition Nord, à l'abri du soleil qu'il fit cette remarquable observation, qui pour notre Littoral, mérite d'être rete-
nue, en raison de la prodigieuse quantité de radiations
bleues que nous envoie l'azur céleste.

TROISIÈME PARTIE

APPLICATION des RADIATIONS SOLAIRES

A LA CURE

DE LA TUBERCULOSE PULMONAIRE

Dè toutes les préoccupations qui assiègent le cerveau des hommes adonnés aux sciences médicales ou aux questions sociales, la plus grave est assurément celle qui nous vient des ravages effrayants de la tuberculose pulmonaire. Jamais à aucune époque de l'histoire pareil fléau n'a décimé l'espèce humaine avec autant de régularité et de méthode que de nos jours. La guerre, la peste, le choléra, sont des malhours qui ont fait de formidables hécatombes, mais leur durée a toujours été passagère. La tuberculose, au contraire, entasse les cadavres en monceaux chaque année grandissants, et l'on ne saurait prévoir, dans l'état actuel de nos mœurs sociales, le moment où le niveau s'abaissera. Les causes sont pourtant connues. Mais, les

5

exigences de la vie actuelle, les vices de notre civilisation raffinée, la faim de jouissances à outrance, la course vers un bien-être fugitif, la soif avilissante de l'argent, poussent les grands et les petits, les riches et les pauvres, vers l'insatiable minotaure.

La tuberculose est le fruit de la civilisation. Tout le monde le sait, personne n'y prend garde. La cause principale du mal, c'est l'exode toujours croissant des populations rurales vers les villes. L'homme des champs, habitué aux travaux parfois rudes, mais sains, constamment baigné dans l'air pur et dans la lumière purificatrice du soleil, condamné à une vie sobre et quelquefois sauvage, ne résiste ni aux longs chômages forcés et dissolvants, ni à l'étroitesse des logis obscurs, où il s'entasse avec les siens, loin des vastes horizons ensoleillés, ni a la maigre pitance qu'il partage avec sa famille affamée, ni aux boissons frelatées dont il s'empoisonne, chaque jour, dans les assommoirs qu'il fréquente par entrainement ou désœuvrement. La tuberculose le guette, lui, sa femme et ses enfants.

Il y a longtemps que l'on sait tout cela et pourtant l'exode continue. Il y a longtemps que les médecins des grandes villes poussent les poitrinaires vers les campagnes et leur conseillent d'aller se vivifier dans les bras maternels de la bienfaisante nature, et la ruée lamentable continue toujours vers ce mirage trompeur du mieux être et du mieux vivre.

C'est en vain que l'on canalisera des ruisseaux de sérums et de potions, que l'on entassera des pilules et des cachets en inacessibles montagnes, la tuberculose est une ruine organique sur laquelle pullulent les microbes comme la mousse sur les vieux murs humides. Il faut aux bacillaires de l'air et de la lumière, il leur faut la vie calme en pleine campagne, parmi les arbres et les plantes, presque comme aux temps primitifs de nos ancêtres.

C'est pour cette raison que j'ai institué la cure solaire, essayant de me rapprocher, dans la mesure du possible, des procédés guérisseurs de la nature.

Examinons donc la curabilité de la tuberculose pulmonaire, au double point de vue de la théorie et de la pratique, par l'insolation directe sur le corps nu.

1º Théoriquement, peut-on avoir l'espoir de guérir cette affection par l'exposition des malades aux rayons solaires?

Il est aujourd'hui absolument démontré que la lumière du soleil est un puissant microbicide ; il est également démontré que les radiations chimiques sont d'autant plus énergiques que l'insolation est plus forte et plus directe ; nous savons encore que la lumière diffuse n'a qu'une action très faible, presque négligeable lorsqu'elle est très atténuée, les bactériologistes nous ont enfin appris que l'obscurité est favorable au développement des micro-organismes, que l'humidité leur est plus nuisible que l'état sec et qu'un milieu aéré leur convient moins bien que le vide.

Je crois avoir prouvé que les rayons solaires pénètrent jusque dans l'organisme à travers la peau nue avec leurs propriétés lumineuses et chimiques, dans des proportions suffisantes pour avoir un éclairement et une actinité convenables ; en outre les observations des auteurs démontrent que la lumière est un tonique d'une grande puissance. Il ne manque donc à l'insolation directe aucune des conditions requises pour en faire un traitement efficace dans la tuberculose pulmonaire. Relever l'organisme, améliorer le terrain, attaquer les bacilles, les faire périr et diminuer en même temps la virulence de leurs poisons, n'est-ce-pas l'idéal de toute cure bacillaire, surtout si l'on considére qu'à l'inverse des antiseptiques connus, le remède solaire ne s'altère pas en pénétrant dans le corps. Cette médication n'exclue, du reste, ni la cure en plein air, ni celle de l'air pur, ni celle des altitudes modérées, ni les précautions d'hygiène, ni le régime alimentaire, ni les préparations pharmaceutiques. Il faut savoir, au contraire, que le pouvoir microbicide et tonifiant du soleil, fut-il encore plus grand, ne sera d'aucun effet, si les autres conditions de lutte sont mauvaises. Le terrain d'un bacilllaire est un terrain misérable, et toutes les ressources, dont on dispose, sont à peine suffisantes pour l'améliorer.

L'insolation ne m'apparait pas comme une panacée, ni comme un spécifique devant guérir toujours et quand même tous les tuberculeux ; c'est plutôt une arme offensive et défensive de premier ordre, à laquelle nulle autre ne saurait être comparée. Il semble donc qu'un malade, se trouvant d'ailleurs dans des conditions favorables au point de vue de l'hygiène générale, doit guérir par la médication solaire, car cette médication réunit en elle toutes les chances de succès.

Cette méthode de traitement présente encore certains avantages sur la plupart de celles que l'on a jusqu'ici employées. Elle épargne aux malades une pharmacopée desastreuse pour l'estomac et les autres organes de la digestion, qui sont leur place forte. Au point que je considère un tuberculeux jouissant d'organes digestifs en parfait état, comme à moitié guéri, et dans le cas contraire, comme à peu près perdu.

En résumé, puisque les ondes solaires passent jusqu'aux

poumons, et donnent l'éclairement et l'actinité nécessaires
pour exercer une action néfaste sur les bacilles et ruiner
leur virulence ; puisque le poumon est un lieu humide et
aéré ; puisque la lumière du soleil est tonique et capable
de relever l'organisme défaillant, il n'est pas douteux,
théoriquement parlant, que l'insolation directe sur la
poitrine nue ne soit une médication efficace chez les
tuberculeux.

On peut faire quelques objections à cette conclusion
théorique. La première, c'est que l'exposition au soleil ne
peut durer qu'un temps relativement court, et nous savons,
d'autre part, que l'obscurité favorise le développement des
bacilles. En dehors de l'insolation, les organes internes et
les poumons, en particulier, ne sont plus pendant le jour
que dans une faible pénombre à peine lumineuse, car les
vêtements absorbent la majeure partie de l'éclat de la
lumière solaire. Puis, viennent les nuits, pendant lesquelles les microbes pullulent à l'aise dans les poumons
obscurcis. La seconde, c'est que le soleil, même à Nice,
ne brille pas chaque jour dans le ciel ; il y a des jours
couverts et des jours de pluie. Les journées sans éclairement énergique sont des journées néfastes pour les bacillaires.

Ces objections sont évidemment graves. Il semble, en
effet, qu'une insolation directe sur la peau nue, quand
elle est de peu de durée, bien que répétée chaque jour, ne
puisse compenser les longues heures de pénombre ou
même d'obscurité, qui règnent dans l'intérieur de la poitrine soit par le fait des vêtements, soit par le fait des nuits,
soit par le fait des jours assombris. En instituant la cure
solaire nous paraissons recommencer la toile de Pénélope :

l'obscurité défait l'œuvre de la lumière. Les travaux de Duclaux ne nous disent-ils pas que les microbes insolés meurent ou perdent leur virulence, mais que cette virulence reprend son énergie dans l'ombre. Ces observations m'ont donné, au début de ces recherches quelques inquiétudes, lorsque je me suis rappelé à propos une expérience de Roux et Yersin. Une membrane diphtérique ayant été placée en plein air, par tous les temps, durant deux mois, ses microbes périrent ; tandis qu'une autre membrane placée le même jour dans l'obscurité et à l'abri dans le laboratoire, avait conservé ses microbes vivants avec toute leur virulence. L'histoire de ces deux membranes est pleine d'enseignements. Elle nous apprend surtout que la lumière solaire, malgré tout, finit par avoir raison des microbes. Et vraiment c'est ainsi que cela se passe dans l'intérieur des poumons pour les bacilles de Koch : je démontrerai par des faits cliniques que, sous l'influence de l'insolation, il se produit deux phénomènes parallèles, le relèvement de l'organisme et l'atténuation de la virulence microbienne.

Pourtant, il paraît hors de doute, que si l'on pouvait sans danger prolonger l'exposition des bacillaires aux rayons du soleil, on se rapprocherait d'une cure idéale. Or, la chose est possible, et j'en ai fait la preuve expérimentale. Il suffit de faire porter des vêtements de couleurs déterminées à travers desquels la lumière passe avec abondance. Cette méthode n'exclue en rien les exigences de la mode et peut satisfaire les hommes et les femmes les plus difficiles. Elle offre aussi l'avantage de faire tamiser les ondes lumineuses à travers les étoffes, de les atténuer au point de rendre inoffensive leur action prolongée et d'entretenir tout de même, en se promenant en plein air, la cure de nudité commencée par l'insolation en chambre.

Tous les habits ne sont pas également propices au traitement photométrique. L'action utile dépend certainement de la finesse des tissus, mais elle dépend surtout de leur coloration. J'ai fait sur les étoffes quelques observations qui me paraissent avoir un certain intérêt.

PASSAGE DES RAYONS CHIMIQUES A TRAVERS CERTAINES ÉTOFFES

1re EXPÉRIENCE : *Les Velours.*

Pour cette première expérience, j'avais diposé, dans un encadrement de papier noir, des carrés de velours de même dimension et de même épaisseur, sur deux rangées parallèles, de manière à occuper un espace de 0 m. 13 de large sur 0 m. 18 de long. Sur la première ligne se trouvaient, de gauche à droite et dans l'ordre de leur couleur dominante, les échantillons rouge, jaune clair, vert et violet ; sur la seconde, les échantillons indigo, orangé et bleu. Le huitième carré était un morceau de soie blanche. Mon cadre de velours ainsi préparé, je l'introduisis dans un châssis de photographe au dessus d'une plaque Lumière, marque bleue. Cette dernière opération fut faite dans un cabinet, où le jour ne pénétrait qu'à travers un double verre rouge et jaune. Ensuite, j'exposai mon châssis à la lumière solaire pendant une demi-seconde.

La photographie ainsi obtenue m'a permis de remarquer :

1° Que le velours rouge n'avait laissé passer aucun rayon chimique : la plaque photographique au-dessous de lui n'avait pas été impressionnée. Il n'existait aucune différence de coloration entre la place qu'il occupait sur la plaque et celle du papier aiguille qui l'encadrait.

2º Que le velours jaune clair, au contraire, avait livré largement passage à la lumière chimique. D'après les lois connues, si cet échantillon eût été d'un jaune pur, il aurait dû se comporter à peu près comme le précédent· Il n'en fut rien ; ce tissu était imprégné d'un mélange coloré.

3º Que le velours vert n'était pas absolument infranchissable, puisque la plaque photographique différait sensiblement de la teinte laissée par le papier aiguille. On voyait même à la place de cet échantillon un pointillé fin, qui marquait certainement les interstices de sa trame par où les rayons solaires avaient passé. Mais, malgré tout, cela ne faisait qu'un minimum d'impression.

4º Que le velours violet n'absorbait pas les rayons chimiques.

5º Que le velours indigo ou bleu foncé était également perméable à la lumière.

6º Que le velours orangé, qui régulièrement devrait être à peu près infranchissable, au même titre que le rouge, se laissait pourtant traverser par places assez larges, mais sans uniformité.

Qu'enfin la soie blanche, laissait à peine des traces d'impression. Elle avait réfléchi une somme énorme de rayons actiniques, presque comme un miroir poli. Il est juste de dire que cette étoffe était apprêtée de telle façon qu'elle était miroitante.

Ces expériences démontrent qu'il ne faut pas se fier à la couleur apparente des velours pour croire qu'ils obéissent fatalement aux lois actiniques, parce que leurs teintes ne sont pas toujours d'une pureté parfaite. Mais on peut en conclure pourtant, qu'il faut proscrire les vêtements de velours rouge, vert, orangé et les soies blanches, comme ne laisssant passer dans leurs trames qu'une insuffisante quantité de rayons microbicides. On pourra conseiller les velours indigo ou bleu, bien qu'ils ne puissent être considérés comme exempts de reproches, et surtout les jaunes clairs et les violets.

2me EXPÉRIENCE : *Draps de femmes*.

Ma deuxième expérience a porté sur les draps légers, dont les femmes font leurs costumes. Pour eux, j'ai exactèment opéré comme pour les velours.

Si nous examinons sur la photographie le degré d'impression au-dessous des carrés de drap, nous voyons :

1° Que le drap rouge n'a laissé passer aucun rayon chimique.

2° Que le jaune clair est largement perméable à la lnmière, dans les mêmes proportions que le velours de même couleur.

3° Que le drap vert absorbe une grande quantité de rayons, mais qn'il en laisse passer quelques-uns, plus que le velours de même couleur.

4° Que le drap violet est inférieur au velours violet.

5° Que le drap indigo présente à peu près les mêmes tons sur le tirage que le velours de même nuance.

6° Que le drap orangé un peu marron se laisse beaucoup moins pénétrer que le velours orangé. On remarque pourtant que le carré qui correspond à l'échantillon de drap est pointillé de clair, ce qui prouve le passage de la lumière à travers la trame du tissu.

7⁰ Que le drap bleu est largement traversé par la lumière, beaucoup plus que le velours de même couleur.

8⁰ Que le drap noir enfin absorbe tous les rayons chimiques : ce qui ne surprendra personne.

En conséquence, les draps légers de femmes noirs, rouges, verts, orangés, devraient être absolument proscrits, puisqu'ils absorbent les rayons chimiques ; on peut permettre les draps violets et indigo ; mais on doit recommander particulièrement les draps bleus et jaunes crême.

3ᵐᵉ EXPÉRIENCE : *Les Soies.*

Dans cette expérience, j'ai procédé avec les soies selon la même méthode et le même dispositif.

Sur l'épreuve, nous remarquons :

1° Que la soie rouge se laisse pénétrer d'une manière appréciable par les rayons chimiques, à l'inverse du velours et du drap rouge. De prime abord, ce phénomène cause quelque surprise. Mais, en examinant de plus près la couleur de la soie, on constate que ce rouge, rutilant comme du sang artériel, se rapproche de la teinte pourpre. Or, le pourpre est un mélange de rouge et de violet, ou encore de rouge et de bleu. Donc, cet échantillon doit laisser passer dans une certaine proportion des rayons violets ou bleus, dont le pouvoir actinique est très élevé. De là cette constatation.

2° Que la soie jaune clair se comporte comme le velours et le drap de même couleur.

3° Que la soie verte, plus pâle que le velours et le drap ci-dessus, est pénétrée par la lumière dans de telles proportions qu'il est impossible de douter de l'impureté de sa nuance.

4° Que la soie violette se laisse aussi bien traverser que le velours violet et beaucoup mieux que le drap violet.

5° Que la soie orangée, représentée par un tout petit carré d'échantillon encadré de papier aiguille, est traversée par une grande quantité de rayons chimiques, mais que cependant elle en absorbe moins que la soie rouge et plus que la soie verte.

6° Que la soie indigo ne permet que peu d'impression de la plaque photographique, ce qui est en contradiction avec l'aspect de l'image produite par le velours et le drap de même couleur.

7° Que la soie bleue est de toutes les soies la plus perméable à la lumière.

8° Qu'enfin la soie noire absorbe tous les rayons actiniques. En conséquence, parmi les soies examinées, y compris la soie blanche, dont il est parlé plus haut dans la première expérience, les seules qui doivent être choisies pour la confection sont celles de nuance jaune, verte, violette et bleue, les autres doivent être rejetées.

4me EXPÉRIFNCE : *Les Tissus blancs*.

J'ai voulu me rendre compte, dans cette expérience, du degré de pénétration des rayons chimiques à travers les tissus de chanvre, de laine et de coton.

Or, il résulte des épreuves photographiques :

1° Que la toile blanche laisse passer le maximum de lumière.

2° Que la flanelle blanche en absorbe une petite quantité, mais en laisse passer une somme énorme.

3° Que les tissus de coton sont perméables dans les mêmes proportions que la flanelle blanche.

Quant aux étoffes portées par les hommes, leur couleur généralement sombre ne laisse pénétrer aucun rayon chimique. Mais, les draps blancs, bleus on violets sont perméables à la lumière, comme les draps destinés aux femmes.

*
* *

La question des vêtements, chez les tuberculeux, me semble avoir une plus grande importance qu'on ne lui en accorde généralement. Si l'action photothérapique est aussi efficace que je le crois, il n'est pas douteux qu'il faut la favoriser le plus possible, et nous venons de voir que toutes les étoffes ne sont pas également perméables à la lumière. Il est donc nécessaire de choisir parmi elles celles qui se laissent le mieux traverser.

Il y a deux résultats à obtenir : 1^0 La continuation sur l'organisme en général, de l'influence lumineuse qui a commencé par des séances d'insolation sur la peau nue, 2^0 l'antisepsie de tout ce qui touche au malade et de tout ce qui vient de lui.

Puisque nos mœurs sociales nous imposent le port du costume, nous devons rechercher pour les bacillaires celui qui permet à la lumière de pénétrer, sans trop de pertes, jusque dans la profondeur de nos organes, pour y exercer ses doubles propriétés microbicides et toniques. Or, d'après mes expériences, les tissus qui correspondent le mieux à cette double indication, sont ceux de coulenr blanche, la soie exceptée. Ce sont ceux qui laissent passer le plus grand nombre de rayons chimiques, et qui n'absorbent aucune radiation spectrale. Et comme c'est à l'ensemble des pro-

priétés solaires qu'il fant demander la guérison des poitrinaires, il s'ensuit que les étoffes blanches sont les meilleures. Il est évident, du reste, que par elles la cure sera
continue : commencée par la nudité, elle se prolongera à
travers des vêtements perméables qui tamiseront la lumière.
Cette condition permettra aux malades de rester longtemps sous son influence atténuée, sans courir le risque
de souffrir des insolations trop énergiques et dangereuses.

C'est donc aux tissus blancs de laine, de velours, de
coton ou de toile, qu'il faut donner la préférence pour couvrir les tuberculeux. Après le blanc, notre choix devra se
porter sur le bleu ou le violet, quelle que soit d'ailleurs la
qualité ou le genre d'étoffe. Ce qui rend les vêtements de
ces deux couleurs inférieurs aux vêtements blancs, c'est
qu'au lieu de laisser passer tous les rayons du spectre,
comme ces derniers, ils ne sont trsversés que par ceux de
leur teinte respective : ils absorbent les autres. En conséquence, bleus ou violets, ils ne sont perméables qu'aux
radiations chimiques. Mais ils ne sont pas sans valeur
thérapeutique ; ils sont susceptibles d'être aseptisés non
seulement à leur surface, mais aussi dans l'intimité de leur
trame, ce qui est une condition précieuse chez nos malades.
Au surplus, comme les rayons bleus ou violets, qui les
traversent, ne s'arrêtent pas à la peau, l'antisepsie des
lésions profondes des poumons on est facilitée. Les habits
colorés en bleu, indigo ou violet ont donc une utilité
évidente dans la cure solaire.

Quant à ceux, dont la nuance correspond aux autres
couleurs spectrales, ils doivent être absolument proscrits, à
moins qu'ils ne soient teintés d'un mélange, où se trouvent le

bleu, l'indigo ou le violet. C'est ainsi que le pourpre pourra entrer dans le vestiaire des bacillaires, de même que le mauve et le crême tendre. Tandis que les costumes noirs, rouges, jaunes et verts, si leur teinte est pure, doivent être rejetés, car ils ne laissent passer aucune radiation microbicide.

Il ne faudrait pas croire que ces observations soient de simples vues de l'esprit : j'ai expérimenté sur des malades dociles et j'ai obtenu d'excellents résultats, particulièrement sur une jeune poitrinaire à laquelle j'avais imposé le port des robes blanches.

Il va sans dire que ces vêtements de couleurs spéciales, blancs, bleus, violets, indigo, pourpres, mauves ou crême, étant destinés à l'antisepsie de tout ce qui touche et de tout ce qui vient des malades, en même temps que des foyers tuberculeux profonds, peuvent être limités aux seules heures de soleil : ils deviennent inutiles le soir, même à l'éclairage artificiel des lampes, du gaz et de l'électricité.

Cette méthode de traitement, qui paraît bizarre à première vue, est pourtant logique. Et je ne vois pas pourquoi, avant de choisir une étoffe pour un poitrinaire, on ne s'assurerait pas à l'avance de son degré de perméabilité à la lumière solaire. Nous avons vu que quelques tissus, malgré leur coloration hostile, laissent tout de même passer les radiations chimiques : cela vient des mélanges colorés dont ils sont imprégnés. Un essai photographique permettrait dans bien des cas de ne se point priver d'un costume, malgré son apparente imperméabilité.

Le jour viendra sûrement, où nous examinerons soigneusement nos étoffes, comme nous examinons les eaux de boisson ou les autres produits alimentaires, et ce jour-là nous aurons fait un très grand progrès en hygiène, plus grand qu'on ne pourrait le croire.

Les explications que je viens de donner sur la coloration des tissus et leur perméabilité aux rayons solaires, m'amènent à dire un mot sur les essais, du reste infructueux, que l'on a fait de la lumière colorée dans ses applications au traitement de la tuberculose pulmonaire. J'ai été séduit autrefois, comme beaucoup, par l'idée de traiter cette affection en soumettant les malades à l'influence prolongée de certains rayons, les bleus et les violets, dont l'actinité est d'une grande énergie. Aujourd'hui, j'y ai renoncé. L'expérience m'a appris qu'une longue exposition des malades aux seules radiations chimiques ne constituait qu'une partie du remède, peut-être la moins importante, tandis que je négligeais le côté tonique de la lumière, dont la valeur est capitale. En effet, des portions de spectre ne peuvent évidemment jouir des mêmes propriétés curatives que le spectre tout entier. Avec les vibrations rapides des radiations à courtes longueurs d'ondes, on obtient des effets sédatifs qui ne sont pas toujours indifférents ; avec les vibrations lentes des radiations à grandes longueurs d'ondes, les effets sont excitants et peuvent nuire en exaltant outre mesure le système nerveux. Si l'on n'emploie que les premières, on se prive des vertus toniques des secondes, si l'on n'emploie que les secondes, on se prive des vertus microbicides des premières. Et puis, tout compte fait, les rayons bleus ou violets isolés, selon Bie, de Copenhague, n'ont pas un effet plus énergique que la lumière blanche non décomposée : c'est plutôt le contraire. Cet argument est décisif.

TRAITEMENT

DE LA

TUBERCULOSE PULMONAIRE

PAR LA CURE SOLAIRE

———

Jusqu'ici, je n'ai parlé que du soleil, comme agent microbicide ; je dois en signaler un second, moins connu, mais presque aussi énergique; il a été étudié par Marshall Ward. Ce sont les radiations bleues envoyées par l'azur céleste. Cette importante découverte mérite d'attirer l'attention des médecins du Littoral, en particulier. Ici, le ciel est bleu presque chaque jour, hiver et été, et nous pouvons dire, sans exagération, que nous vivons dans une atmosphère bleue. C'est là un appoint précieux, non seulement pour la cure photométrique des bacillaires, mais aussi pour l'antisepsie de l'air et des poussières. Marshall Ward fit des expériences à une exposition Nord, à l'abri des rayons directs du soleil, et il constata cependant que les cultures exposées au rayonnement céleste périssaient au bout de quelques heures. En ce qui nous regarde, nous

6

pouvons en conclure que Nice est assainie doublement, au midi, par le soleil, au nord, par la lumière polarisée. Nice et le Littoral sont donc naturellement désignés pour la cure d'insolation, malgré la poussière qu'on leur reproche sans raison suffisante. Nos routes sont ponssièreuses, j'en conviens, mais elles ne contiennent guère que des cadavres de microbes, et, partant, elles sont peu dangereuses. Et puis, on ne peut raisonnablement exiger d'un pays, de longues séries de beaux jours, des pluies rares, une humidité relative inférieure et, en même temps, des routes sans poussière.

*
* *

Pénétré des idées générales que je viens d'exposer, je les ai appliquées au traitement de tuberculeux, peu nombreux encore, mais suffisants, pour que je sois sérieusement encouragé à poursuivre mes recherches. D'autant plus que les beaux jours à Nice sont communs, même en hiver.

Il me reste donc à exposer la technique de ma méthode, et les résultats que j'ai obtenus.

Cure solaire. — Le matin, vers dix heures et demie ou onze heures, alors que le soleil est chaud et qu'il entre dans la chambre du malade, j'expose le patient, le torse nu, de manière que, par la croisée ouverte, il puisse recevoir sur la peau les radiations directes. Je dispose la position du sujet de façon qne sa tête soit à l'ombre. De la sorte, il est toujours assez éloigné de l'air extérieur, et à l'abri d'un brusque changement de température.

Au préalable, je prends au photomètre l'intensité lumineuse et je m'assure de la température au soleil : de l'une ou de l'autre devra dépendre la durée de l'insolation. Cette précaution est indispensable, comme je l'expliquerai plus loin.

Si au moment de l'insolation il entre par la fenêtre ouverte un peu de vent, je fais endosser un gilet de fine flanelle blanche ; j'ai démontré que la lumière traverse avec la plus grande facilité les tissus blancs.

Au début du traitement, pour ne pas effaroucher les malades et les familles timorées, je fais commencer la cure avec les croisées fermées. Malheureusement, ce mode de procéder est peu efficace, car si les rayons calorifiques passent largement à travers le verre, il n'en est plus de même des rayons chimiques. Le verre, en effet, absorbe une forte proportion de ces derniers. Mais, je crois bon d'entraîner les malades progressivement vers la nudité.

Dans certains cas, lorsque les foyers bacillaires sont peu étendus, j'ai recours à un appareil basé sur le principe de celui de Finsen ou de Lortet-Genoud ; il sert a concentrer sur la lésion pulmonaire un faisceau lumineux pendant que l'insolation se fait sur le reste du torse nu. Cet appareil est d'une grande simplicité et chacun peut en construire un semblable à peu de frais. Il se compose :

1° D'un compresseur de Finsen, à courant d'eau froide.

2° D'un réservoir d'eau en caoutchouc, ou douche d'Esmarck ;

3° De deux tubes en caoutchouc, l'un relié à la douche et au compresseur, l'autre relié au compresseur par une de ses extrémités, la seconde extrémité devant porter l'eau dans un récipient quelconque placé aux pieds du malade.

C'est, en somme, le dispositif des appareils de Finsen et de Lortet-Genoud : seulement la lumière solaire remplace la lampe à arc.

Le compresseur étant une lentille biconvexe creuse, composée de deux lamelles de quartz réunies par une armature métallique étanche, laisse passer tous les rayons avec leurs propriétés calorifiques, lumineuses et chimiques. Aussi, le malade, sous peine de brûlures, ne supporterait que pendant quelques secondes leur concentration sur un point quelconque de la peau, si l'on n'avait soin d'entretenir un courant d'eau froide, pour absorber le calorique ; de la sorte, les rayons lumineux et chimiques pénètrent seuls.

Avec cet appareil, on peut donc envoyer un cône photo-chimique sur les surfaces malades avec l'espoir de les assainir. Cette méthode m'a rendu de grands services.

Les séances d'exposition, qu'il s'agisse de l'insolation générale ou de l'application du compresseur, doivent être d'une durée variable, selon l'intensité de la lumière et selon la température au soleil. Lorsque l'intensité bleue est à 1/4 ou 1/6 de seconde de pose, on peut sans inconvénient, d'après mon expérience, laisser le malade 50 minutes, même une heure, dans l'immobilité ; lorsqu'elle atteint 1/8 de seconde de pose, on peut aller jusqu'à 30 minutes ; lorsqu'elle atteint 1/12 ou 1/16 de seconde, on ne saurait sans imprudence dépasser vingt minutes.

Lorsque le thermomètre centigrade est à 40° ou au-dessus, il faut être très attentif et abréger la pose. Vers 37° ou 38° et au-dessous, l'insolation peut durer très longtemps, trois quarts d'heure ou même une heure, sans danger. Ces limites peuvent probablement être dépassées, mais je suis devenu d'une grande réserve à la suite de légères hémoptysies de nature congestive, constatées après des séances trop longues, par des températures de 40° degrès et des intensités lumineuses dépassant 1/8 de seconde de pose.

Quels sont les effets de l'insolation?

Disons d'abord, ce qui ne peut surprendre, que moins les lésions pulmonaires sont étendues, plus nombreuses sont les chances de guérison ; plus la virulence bacillaire est grande, moindres sont les chances de succès.

Lorsque le malade s'expose, le torse nu, aux rayons directs du soleil, il éprouve plutôt un bien être, et n'accuse jamais une sensation de froid ; sa surface cutanée s'échauffe en raison directe de l'intensité des rayons calorifiques et l'on peut constater au bout de quelques minutes, lorsque la température solaire est de 38° à 40°, des effets de transpiration, sous forme de petites perles microscopiques de sueur, qui sourdent à l'embouchure des conduits sudoripares. Les régions ensoleillées sont le siège d'une congestion superficielle plus ou moins énergiques, dont les bienfaits ne peuvent être douteux. C'est le premier effet salutaire. Les malades à peau fine et blanche accusent une certaine cuisson, et tous bénéficient d'une décongestion vigoureuse des organes profonds, d'où une respiration plus ample et plus facile. Il est commun de voir chez tous les sujets, au bout de quelque temps, surtout si l'insolation est énergique, la peau prendre une teinte plus foncée.

Généralement, les tuberculeux se sentent mieux immédiatement après chaque séance, quelque soit du reste la gravité et l'étendue de leurs lésions. Ce bien être s'accentue encore à mesure que le traitement se prolonge. Bientôt, au bout de quelques jours, ils commencent à éprouver de sérieuses améliorations : les forces reviennent et la vitalité augmente. Progressivement, l'organisme se relève, les sueurs nocturnes diminuent, puis cessent, la fièvre vespérale s'amende, l'appétit devient meilleur et les digestions se font mieux. Il n'est pas possible de fixer mathématiquement l'époque, où ces apparitions de bon augure font leur apparition : elles dépendent plus de l'état général et local des malades que du nombre des insolations. Si rien ne vient contrarier la cure, les premiers résultats obtenus sont un rehaut du tonus vital et une amélioration parallèle de l'économie. Une des meilleures preuves de ce retour d'énergie vitale est la réapparition des menstrues depuis longtemps suspendues.

Peu à peu, la respiration devient plus lente et plus profonde : ce qui démontre que le territoire respiratoire s'est agrandi. Tel sujet qui naguère ne pouvait monter les escaliers de sa maison sans être haletant à chaque marche, en fait maintenant l'ascension avec assez d'aisance et presque sans effort. Les symptômes généraux au bout d'un temps plus ou moins long s'améliorent : tel malade, par exemple, dont la toux était incessante, ne tousse guère plus qu'à son réveil, pour débarrasser ses bronches des mucosités accumulées pendant le sommeil ; en conséquence pendant la nuit, il dort, et il dort très bien d'un sommeil réparateur qu'il ne connaissait plus. L'expectoration change d'aspect en même temps que les troubles pulmonaires s'atténuent. Les crachats verts et lourds deviennent insensiblement blancs et aérés, preuve certaine de l'amélioration des lésions pulmonaires.

A l'auscultation, on s'aperçoit des progrès successifs ;

mais, ils sont plus ou moins lents, selon la gravité des états infectieux. Le premier signe de la marche vers la guérison est la décongestion autour des foyers. J'ai constaté par l'auscultation un phénomène digne de remarque et très commun : les sifflements et les bruits divers à la périphérie des lésions bacillaires qui, avant l'insolation, constituent des manifestations de points pneumoniques disséminés, font place, au bout de quelques séances, à des ronchus humides, sorte de gros râles de retour, comme au déclin de la pneumonie. L'expectoration devient alors plus abondante et plus facile. Puis, peu à peu, ces gros râles diminuent de nombre et d'intensité, et finissent par disparaître, ne laissant plus que les signes des lésions bacillaires parfaitement délimitées. C'est comme un nettoyage autour des parties malades. Ces territoires se mettent ensuite à respirer avec un murmure vésiculaire, un peu moins moelleux qu'à l'état normal, mais plus large et plus facile. La surface respiratoire s'est agrandie, pour le plus grand bien de l'hématose.

Restent enfin les foyers tuberculeux.

Les étapes que nous venons de parcourir n'ont été en somme ni bien longues ni bien pénibles. Le moral des malades s'est amélioré et l'espoir de vivre leur est revenu. Malheureusement, la dernière partie de la route est la plus difficile : les malades doivent s'armer de courage et de patience pour franchir le reste du chemin. Il est à propos de rappeler que dans les instituts photothérapiques la cure du lupus exige souvent deux cents séances, quelquefois plus, et les lésions sont superficielles : il est naturel de penser que la cure de la tuberculose, dont les lésions sont profondes, devra exiger un temps pour le moins égal.

C'est que la guérison se fait d'une manière naturelle. L'observation m'a démontré qu'elle arrive, en effet, par atténuation progressive de la vitalité des bacilles et de la virulence de leurs toxines. Cette atténuation s'accentue chaque jour davantage, permettant ainsi à l'organisme, qui, tous les jours se relève un peu plus, de lutter contre l'empoisonnement bacillaire, jusqu'à ce qu'enfin ce même organisme, devenu assez vigoureux, puisse offrir un terrain impropre à la culture des microbes. C'est pour cette raison qu'il est nécessaire de faire des insolations quotidiennes, c'est encore pour cette raison que, dans les cas de lésions étendues, la guérison se fait attendre longtemps. On comprend aussi, ce que j'ai déjà dit, qu'elle dépend plus de l'état pathologique du sujet que de l'intensité des rayons chimiques du soleil.

Il arrive donc un moment, où l'organisme modifie positivement les foyers pulmonaires malades, et où ces mêmes foyers de moins en moins infectés laissent à son tour l'organisme s'améliorer. Alors la guérison n'est plus qu'une question de patience : l'insolation n'a plus qu'à continuer son œuvre.

Arrivé à ce degré, le sujet ne tousse presque plus, ses crachats sont blancs et spumeux, ses forces se relèvent sérieusement, son embonpoint augmente à vue d'œil. Si l'on ausculte ses poumons, on n'entend presque plus de râles, la sonorité à la percussion se rapproche de la normale et le murmure vésiculaire s'entend avec un son moelleux de plus en plus accentué dans toute la poitrine.

Je n'entrevois pas comment on pourrait guérir autrement. Supposons un instant que l'insolation directe des foyers affectés parvienne à faire périr les bacilles au bout de

quelques séances. Le malade serait-il guéri ? Assurément
non, puisque son organisme encore misérable serait toujours en état de réceptivité microbienne imminente. Le
lendemain, que dis-je, le jour même, ce prétendu guéri
serait de nouveau réinfecté et cela d'autant plus vite que
le traitement l'aurait plus vite débarrassé de ses bacilles.
A mon avis, dans la tuberculose pulmonaire, l'importance
du bacille est secondaire, celle du terrain est capitale. N'est-
ce pas l'opinion du professeur Grancher, mon ancien
maître?

Je ne sais ce que l'avenir réserve à la cure solaire appli-
quée au traitement de la tuberculose pulmonaire, mais je
suis parfaitement convaincu qu'elle doit donner des résultats inespérés, à condition que les malades soient dociles
et qu'ils se conforment rigoureusement aux préceptes
généraux de l'hygiène.

Je dois faire remarquer que la cure solaire n'exige pas
le transport des malades dans des sanatoria coûteux.
Chacun peut avoir chez soi un solarium aussi bien disposé
et aussi sérieux qu'il le désire : une chambre suffit, pourvu
qu'elle soit largement ensoleillée. Et comme le soleil luit
pour tout le monde, les plus pauvres comme les plus riches
peuvent suivre un traitement égal.

Avant de terminer ces observations, je crois devoir
exprimer mon opinion sur la valeur de la lumière solaire
comparée à celle de la lumière électrique. Dans le traitement de la tuberculose, la première est efficace par ses
qualités franchement toniques et microbicides : elle relève
l'effondrement de l'économie et atteint les micro-organismes dans leur virulence et même dans leur vie ; elle est
enfin adéquate aux fonctions et au jeu de nos organes. Ces

qualités capitales, dues à l'ensemble même de la composition de ses radiations confondues, en font un tout harmonieux et bienfaisant que nous n'avons pas obtenu par l'éclairage artificiel. Notre lumière électrique se rapproche certainement de la formule solaire, mais elle en est encore tellement éloignée qu'elle ne saurait la remplacer. Elle n'a d'abord aucune propriété tonique. A l'institut de Copenhague, Finsen avait autrefois installé un soleil artificiel dans le plafond d'une vaste chambre, sous la forme d'une immense lampe à arc. Ce globe de feu dardait ses rayons sur des malades étendus sur des matelas, comme pour des bains de soleil. Mais il a aujourd'hui abandonné ce système plus ingénieux que salutaire. Ensuite, la lumière électrique est déséquilibrée, si je puis dire ainsi : quand elle nous vient par incandescence elle manque d'actinité et ne donne que de la clarté et de la chaleur, quand elle est fournie par la lampe à arc, elle donne une somme énorme de rayons chimiques disproportionnés avec les rayons lumineux et calorifiques. Dans ce dernier cas, elle est un excellent microbicide et un tonique déplorable. Et cette dernière qualité est peut-être ce qu'il y a de meilleur dans la cure solaire. Car s'il faut compter sur les effets microbicides du soleil, il faut surtout compter sur son pouvoir fortifiant. C'est pour ces diverses raisons que nous ne saurions penser sérieusement à soigner les baccillaires par la lumière électrique.

Rien ne remplace le soleil.

PREMIÈRE OBSERVATION

M. F... âgé de 21 ans, comptable, se présente à ma consultation le 9 décembre 1902. Son aspect est lamentable :

les joues creuses, d'une maigreur squelettique, il semble
ne pas devoir vivre de longs jours.

Deux mois auparavant, il avait contracté une pleurésie
à droite qui l'avait tenu au lit pendant trois semaines. Il
s'était rétabli tant bien que mal et était venu à Nice pour
refaire sa santé.

Son père est mort à 60 ans d'une maladie inconnue.

Sa mère est âgée de 56 ans et jouit d'une bonne santé ;
un de ses oncles maternels est mort tuberculeux ; son
grand-père maternel est mort également tuberculeux ; un
frère de notre malade est mort jeune des suites d'une affection pulmonaire mal déterminée ; enfin une sœur âgée de
24 ans vit encore et jouit d'une bonne santé. Il existe
donc une tare héréditaire dans la ligne maternelle.

Cependant le jeune F... n'avait jamais été malade avant
d'avoir contracté sa pleurésie. Il tousse depuis cette époque, ses crachats sont abondants, épais et verts, quelquefois
il crache du sang, il a beaucoup maigri et éprouve d'abondantes sueurs nocturnes.

A la percussion de la poitrine, on découvre, en arrière,
de la matité dans la région sus épineuse et dans la fosse
scapulaire des deux cotés ; de la matité au niveau du 1/3
inférieur du poumon droit.

En avant, submatité dans la région claviculaire et sous
claviculaire des deux côtés.

A l'auscultation, on entend des ronchus, des sifflements
et des râles humides disséminés dans toute l'étendue
de la poitrine en arrière, sauf au 1/3 inférieur droit, où
l'on perçoit à peine quelques murmures vésiculaires loin-
tains. En outre, au sommet et en arrière, des deux côtés,
existent des craquements secs très abondants.

En avant, et au sommet du côté droit, existent un souffle caverneux, des craquements humides et des gargouillements.

En avant, dans la région claviculaire à gauche, on entend des craquements secs sur une large étendue.

L'examen des crachats, bien inutile dn reste, a révélé la présence des bacilles de Koch.

Ce jeune homme était donc un tuberculeux dans un état de misère physiologique déplorable. C'était un garçon résolu à tout pour guérir : je lui promis la guérison ; il accepta mon traitement solaire et se mit à le suivre avec une docilité rare. J'avoue que j'avais peu d'espoir. Pourtant il mangeait encore et digérait passablement : et peut-être tout n'était-il pas perdu.

Prescription : Chaque jour de soleil, à onze heures, s'exposer aux rayons solaires de dos, le torse nu, pendant vingt minutes ; se recoucher une demie-heure au lit et descendre pour déjeuner. Prendre chaque matin à jeun une cueillerée à soupe d'une solution à l'arséniate de soude dosée à 1 milligramme par cuillerée. Prendre à midi, en déjeunant, un verre à liqueur de phosphate vital de Jacquemaire. Se reposer une heure sur son lit après déjeuner. Se promener au soleil dans la journée, selon ses forces.

Cette cure a été suivie à la lettre, sans défaillance, du 15 décembre au 5 mai. Et comme l'hiver à Nice a été exceptionnellement beau, les insolations ont été très nombreuses.

En décembre, il a été fait treize séances d'insolation ; en janvier, vingt ; en février, vingt ; en mars, vingt-deux ; en avril, dix. A partir du 20 avril, j'ai appliqué mon appareil au traitement : les séances furent au nombre de six ; en tout quatre-vingt onze.

Dès la fin de décembre, après treize insolations, de 20 minutes, le malade s'était senti beaucoup mieux, surtout au point de vue de son état général. Pourtant ni la toux, ni l'expectoration, ni les sueurs nocturnes, ni la fièvre vespérale n'avait sensiblement diminué.

Dans le courant de janvier, la plupart de ces symptômes s'atténuent, la toux est moins fatigante, les crachats sont plus aérés, les sueurs ont cessé, les nuits sont meilleures, l'appétit est bon et les digestions faciles. A l'auscultation, on entend de gros râles partout dans toute l'étendue des poumons en arrière : en avant les gargouillements persistent au sommet droit.

Dans le courant de février, l'amélioration est notable, les gros râles disparaissent peu à peu, on commence à entendre le murmure vésiculaire de toute part, mais voilé et obscurci ; tandis qu'en avant persistent quelques craquements des deux côtés et que les gargouillements ont disparu. L'état général est satisfaisant, la toux a notablement diminué, l'expectoration aussi, l'appétit se maintient, le sommeil est bon, le poids a augmenté de deux kilogrammes.

En mars, l'état général est de plus en plus satisfaisant, les lésions bacillaires sont nettement limitées aux sommets, le reste des poumons est complètement libre de tous bruits anormaux, la toux qui jusque là réveillait les voisins pendant la nuit a cessé et ne réapparait que le matin au réveil : dans la journée, le malade ne tousse plus que rarement. L'expectoration est blanche et spumeuse. Le jeune F... constate que son poids a gagné 4.500 grammes.

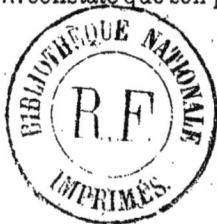

BIBLIOTHÈQUE NATIONALE R.F IMPRIMÉS

En avril, le malade vit de la vie de tout le monde, il ne tousse plus, ne crache plus, se sent fort et vigoureux, respire comme un homme bien portant : il se considère comme définitivement guéri. J'accentue alors la médication solaire en concentrant les radiations sur les deux sommets ; les séances durent une heure.

Malheureusement, il survient un peu de sciatique dans les derniers jours du mois, et le malade est contraint de garder le lit. J'administre neuf grammes de salicylate de soude en trois jours avec plein succès.

Le malade part le 5 mai, la poitrine libre de signes suspects, avec quelques frottements au niveau du sommet gauche en arrière ; il a augmenté de cinq kilogrammes.

Je considère ce cas comme absolument remarquable et comme un exemple typique de ce que peut donner la médication solaire.

La description de la marche des symptômes de cette tuberculose m'a fait négliger de dire que, de temps à autre, j'ai fait interrompre le traitement pharmaceutique, pour ne pas fatiguer l'estomac.

Aujourd'hui 10 juin 1903, je reçois des nouvelles du jeune F... il se maintient, à Paris, dans les meilleures conditions possibles. Je suis convaincu que si ce jeune homme continue ses insolations encore pendant quelques mois, sa guérison que l'on ne saurait considérer, pour le moment, sans exagération, que comme précaire, deviendra définitive.

DEUXIÈME OBSERVATION

Madame P... 54 ans, sans profession, est soignée par moi depuis 1898.

Son père était maladif, il est mort à 54 ans d'une affection pulmonaire mal définie.

Sa mère est morte à 64 ans d'une maladie de cœur ; elle a deux frères et une sœur : la sœur est la seule dont la santé laisse à désirer.

Madame P... a eu quatre enfants, deux sont en bonne santé ; les deux autres sont morts manifestement tuberculeux, le dernier en 1898. C'est elle qui leur a servi de garde-malade pendant plusieurs années. La malheureuse mère épuisait chaque jour un peu plus sa santé, se surmenant par un dévouement inébranlable. Tant et si bien que, pendant ses longues veilles auprès de son dernier fils mourant, elle contracta un refroidissement, se mit à tousser, et depuis ce n'est qu'à force de soins qu'elle a pu continuer à vivre : elle s'était tuberculisée à son tour.

Dans ses antécédents, on relève une fièvre thyphoïde à 23 ans, une seconde fièvre plus légère à 30 ans, et une périostite consécutive. Il y a deux ans, elle fit une pneumonie assez grave.

Depuis 1898, Mme P., est venue passer à Nice tous ses hivers. Chaque fois, elle a contracté soit une bronchite aiguë, soit la grippe : mais très attentive et désireuse de guérir, elle a toujours eu assez facilement raison de ces accidents. Elle a donc mené, malgré tout, une existence déplorable depuis la mort de son dernier fils.

Elle a gardé ses menstrues jusqu'en janvier 1903. Il faut dire que depuis de longues années, elle avait eu des règles tourmentées de violentes crises de migraine, qui fort heureusement n'ont plus reparu.

Au mois de janvier dernier 1903, notre malade fut prise d'influenza grave, qui la mit à deux doigts de la mort : elle s'en tira pourtant, mais dans un état de faiblesse extrême. Au mois de février elle était convalescente.

Sa situation pulmonaire était alors très mauvaise : matité aux deux sommets, en arrière ; matité au sommet gauche en avant : craquements secs et humides au niveau des surfaces mates.

Toux incessante, expectoration verte non aérée, fièvre vespérale avec élévation de température à 39°, quelquefois plus, sueurs abondantes pendant la nuit, sommeil rare et interrompu par la toux, appétit médiocre, diarrhée fréquente, en somme état misérable.

Malgré la fièvre, malgré l'état général plutôt grave, je décidai de lui faire suivre la cure solaire ; et hardiment je commençai par l'insolation, croisée ouverte, torse nu, en concentrant les rayons alternativement sur chaque sommet en arrière, pendant dix minutes de chaque côté. J'avoue que je n'étais pas sans inquiétude sur les suites de ma médication.

Pourtant, la malade supporta vaillamment l'épreuve. Le lendemain et les jours suivants, même traitement. Puis, il fut convenu que je n'appliquerai mon instrument que tous les deux jours, et que, le jour intermédiaire, elle se chargerait de faire elle-même l'insolation ordinaire. Le mois de février a été cet hiver un des plus beaux mois de l'année par l'intensité de sa lumière : aussi, a-t-il été possible de faire des séances presque quotidiennes de vingt minutes chacune.

A la fin du mois, nous avions fait 23 séances. L'état général s'était notablement relevé, l'appétit était meilleur, la diarrhée avait cessé, les sueurs nocturnes avaient disparu, le sommeil était un peu meilleur, mais l'état pulmonaire semblait stationnaire. Pourtant, je constatai la présence de gros râles muqueux au niveau des sommets.

Pendant le mois de mars, le traitement a marché dans les mêmes conditions, avec 25 séances. A la fin du mois, l'auscultation s'était extraordinairement modifiée : en avant, encore quelques râles, mais très rares, au sommet gauche; en arrière, situation excellente à gauche et au sommet, quelques râles encore au sommet droit.

Marche parallèle des symptômes généraux : la malade sort tous les jours pour faire une promenade au soleil.

Pendant le mois d'avril, nous avons fait dix-huit séances. Madame P... est tellement bien qu'elle se croit guérie. Cependant, il reste un peu de toux, rare il est vrai, et seulement pendant le jour. Toutefois, on n'entend plus ni râle, ni bruit suspect, dans aucune partie des poumons, ni en avant, ni en arrière. La malade mange bien, digère bien, dort bien, va, vient, se promène sans fatigue, comme une femme en très bonne santé. Elle part de Nice le 5 mai.

Le 12 juin 1903, j'ai reçu de ces nouvelles : rien n'est venu ébranler sa situation. Madame P.... offre toutes les apparences de la guérison. Mais, je me demande si son organisme n'est plus en état de réceptivité bacillaire. Je crois qu'il y a encore quelque chance de réinfection. Aussi, ai-je conseillé à la malade de continuer ses insolations chez elle, pour tonifier encore son terrain de culture et le rendre réfractaire définitivement.

TROISIÈME OBSERVATION

Monsieur J..., 51 ans, a contracté une pleurésie droite en Angleterre, où il habitait il y a treize ans. Il fut envoyé à Nice par son médecin anglais, aussitôt que ses forces lui permirent de voyager.

7

Son père et sa mère sont morts âgés ; ils avaient toujours joui d'une bonne santé. Il n'a eu qu'un frère, il vit encore et se porte bien.

On ne trouve donc chez lui aucune trace d'hérédité bacillaire, et lui-même n'a jamais été malade avant 1890.

Je soigne ce malade depuis trois ans. A force de précautions de toutes sortes, il se maintient dans un état précaire, qui lui permet de végéter tant bien que mal. Il tousse beaucoup, expectore abondamment et transpire toutes les nuits. Cependant, il mange avec quelque appétit et digère passablement bien. Sa respiration est courte, et quand il marche, ou qu'il monte un escalier, le souffle lui manque : il est incapable du moindre effort. Il a eu deux hémoptisies sérieuses.

A la percussion, on constate une matité générale de tout le côté droit de la poitrine en arrière. Du côté gauche la sonorité est normale. En avant, la percussion est normale des deux côtés. A l'auscultation, on entend à droite et au sommet, en arrière, des craquements humides très nombreux, dans la région sus-épineuse et dans la fosse scapulaire ; dans la moitié inférieure du poumon, on constate des râles, des craquements humides, de la sibilance, des ronchus, des frottements, et un murmure vésiculaire très affaibli.

A gauche, la respiration est normale en arrière. En avant, rien de particulier à noter, ni à droite, ni à gauche, sauf pourtant que l'inspiration à droite est plutôt rude.

Tels sont la situation pulmonaire et l'état général de l'organisme, le 4 mars 1903.

Lorsque j'ai vu ce malade, il arrivait de voyage, et il était très fatigué.

Je lui conseillai quelque jours de repos, et la cure solaire. Il faut dire qu'il n'acccpta cette dernière partie de la prescription qu'avec répugnance, sentiment assez naturel chez les malheureux qui ont tout essayé pour guérir, qui sont las de lutter sans succès, et méfiants pour tout traitement nouveau. Il consentit pourtant à suivre mon conseil à condition de garder une flanelle légère, craignant d'aggraver son mal.

Pendant le mois de mars, les insolations furent peu nombreuses, mais le malade rassuré sur les dangers qu'il pouvait courir et, du reste, se trouvant un peu mieux se mit à suivre très sérieusement mes indications, tout en conservant sa flanelle blanche.

En avril, il fit une série d'une vingtaine de séances. Je ne le vis pas une seule fois pendant ce temps.

Il vint me revoir le 5 mai. Au lieu de vingt minutes prescrites pour chaque séance, il les avait régulièrement prolongées jusqu'à quarante-cinq minutes. Il se trouvait plus vigoureux. Il ne toussait presque plus, crachait à peine, ses sueurs avait disparu, ses forces avait augmenté et il m'expliqua qu'il avait fait l'ascension de ses escaliers tout d'un trait sans perdre haleine.

Je fis l'examen de sa poitrine, et je ne fus pas peu surpris de constater une amélioration énorme. Le côté malade était d'une meilleure sonorité, sauf au sommet où persistait la matité. A l'auscultation, on entendait le murmure vésiculaire très nettement de la base au tiers supérieur ; quelques rares ronchus restaient encore mêlés au bruits de frottement des fausses membranes pleurétiques. Mais, au sommet on entendait encore beaucoup de craquements humides.

Le 3 juin, j'ai revu M. J... Il est tout heureux maintenant d'avoir osé suivre mes conseils: il va décidément mieux. Plus de toux, plus de sueurs, un bon appétit, de bonnes digestions, un sommeil tranquille, de longues promenades au soleil sans fatigue, tel est son état général.

Cependant Monsieur J... n'est pas encore guéri, car si le côté droit ne présente plus aucun râle, si le murmure vésiculaire s'entend de toute part avec une parfaite netteté, il reste encore quelques craquements au sommet, très rares il est vrai, mais enfin il en existe toujours.

Je l'ai prévenu que sa guérison n'est pas complète, et je lui ai conseillé de continuer sa cure. Il m'a promis de la suivre à la campagne jusqu'à parfaite guérison, ce qui ne peut tarder.

Cette observation est intéressante à plusieurs égards, mais surtout parce que l'insolation a été faite, la peau couverte d'une flanelle. C'est là une preuve certaine que les rayons chimiques du soleil traversent facilement les tissus blancs.

Il faut ajouter que M. J... n'a jamais voulu consentir à suivre une cure pharmaceutique, sous prétexte que tous les médicaments qu'il avait absorbés depuis 1890 n'avaient fait que lui nuire. Toutefois, il a toujours suivi les prescriptions d'une hygiène rigoureuse.

J'ai revu M. J... au commencement de décembre. Il m'a expliqué qu'il avait employé toutes ses vacances à faire des insolations à la campagne. J'ai constaté avec joie que sa guérison était complète.

QUATRIÈME OBSERVATION

Madame H... 34 ans, est une riche étrangère envoyée à Nice par son médecin, pour y soigner un poumon suspect.

Son père est âgé de 68 ans, il est d'une santé délicate : il a eu un mal de Pott dans son enfance.

Sa mère, âgée de 50 ans, est en bonne santé.

Un frère plus âgé et une sœur plus jeune se portent suffisamment bien.

Il y a trois ans, Madame H... prit un refroidissement suivi d'une bronchite, qu'elle négligea de soigner. Depuis, elle a toujours toussé plus ou moins surtout pendant les hivers. Elle a quelquefois craché du sang.

A la voir, on ne se douterait pas qu'elle est malade: elle est grasse, mais cependant un peu pâle : c'est une tuberculeuse grasse aux chairs lymphatiques. Elle tousse d'une façon incessante, mais expectore peu. Le soir, vers 5 heures, elle a toujours un peu de fièvre à 38° 5. La nuit, elle a des sueurs, et toujours de la toux. Son sommeil est agité, elle dort peu. Elle mange capricieusement et éprouve parfois de la diarrhée. Ses règles sont en retard de deux mois. Elle a eu quelques hémoptisies sans gravité.

A l'examen de sa poitrine, je constate un peu de submatité à droite au sommet et quelques râles secs, très peu nombreux. Le reste des poumons ne donne aucun symptôme anormal.

Au moment de lui faire une prescription, elle me déclare nettement, en enfant gâtée, qu'elle ne veut rien faire, qu'elle en a assez des médicaments qui depuis 3 ans ne lui ont donné aucun soulagement. Je lui explique alors ce qu'est l'insolation. La nouveauté et la bizarrerie du procédé lui plaisent, et elle accepte volontiers une médication qui l'amusera.

Le lendemain, 13 mars, je la soumets à la première séance avec mon appareil appliqué sur le sommet droit, où je concentre les rayons chimiques pendant vingt minutes. Les jours suivants les insolations se renouvellent régulièrement.

Après une quinzaine de séances, le mieux était manifeste : les sueurs n'avait plus reparu, la toux s'était un peu calmée, le sommeil était meilleur, l'appétit plus régulier, et enfin les règles firent leur apparition après deux mois d'absence.

Un jour, où j'avais fait faire l'insolation accoutumée le torse nu et la croisée ouverte, et où le thermomètre au soleil dépassait 40°, la malade eut un léger crachement de sang,

Malgré tout, je fis continuer la cure solaire, mais avec prudence, ne permettant l'insolation que pendant une dizaine de minutes lorsque la température au soleil s'avoisinait de 40° et lorsque l'intensité lumineuse dépassait 1/8 de seconde de pose au photomètre.

La malade retourna chez elle dans les premiers jours de mai, et, à mon grand regret, nous arrêtâmes les séances le 6. Ce jour là, je constatai avec joie que tous les signes anormaux du sommet malade avait absolument diparu, et que l'état général de Madame H... était aussi satisfaisant que possible. Je crois pourtant, malgré tout, que pour consolider la guérison, il eut fallu continuer la cure solaire. Le fera-t-elle chez elle, comme je le lui conseillai, je l'ignore.

CINQUIÈME OBSERVATION

Madame M... âgée de 24 ans, sans profession, vint me voir le 24 mai 1903.

Son père est âgé de 65 ans, sa mère, de 60 ans : l'un et l'autre jouissent d'une bonne santé. Elle a trois frères bien portants. Il n'existe aucune tare de tuberculose dans la famille.

Madame M... n'a eu dans ses antécédents de jeune fille aucune maladie grave, si ce n'est une kératite interstitielle à gauche. Elle fut réglée à 17 ans : la première année fut marquée par des irrégularités menstruelles, les années suivantes les époques apparurent normalement, et sans douleur.

Au mois d'octobre 1902, douze mois après son mariage, elle fit un accouchement laborieux par le siège. Les suites en furent normales : mais, 15 jours après, elle éprouva des frissons, ressentit un violent point de côté à gauche, et fit une pleurésie gauche. Elle guérit de cette affection, mais avec une grande lenteur.

Depuis, elle n'a cesser de tousser et d'expectorer : elle a même craché du sang quelquefois. Chaque soir, vers les cinq heures, elle éprouvait habituellement un peu de fièvre ; la nuit, elle avait des transpirations abondantes. Son appétit était devenu capricieux et ses digestions lentes et mauvaises, se traduisant souvent par de la diarrhée. Enfin, elle avait considérablement maigri, et au mois de mai, elle ne pesait que 42 kilogrammes.

Lorsque je vis la malade, son état était misérable, la toux était incessante, l'expectoration était épaisse et verte, sans aération, et tâchée de filets de sang.

A la percussion de la poitrine, je constatai, en arrière, de la matité absolue dans le quart inférieur du côté gauche, et de la submatité au sommet gauche : de la submanité au sommet droit, le reste du poumon paraissait en bon état.

En avant : matité du sommet gauche, sonorité normale à droite.

A l'auscultation, obscurité à peu près complète du murmure vésiculaire au quart inférieur du poumon gauche, en arrière ; abondants frottements pleurétiques à ce niveau. Craquements humides au sommet du même côté dans les fosses sus-épineuse et scapulaire.

A droite et en arrière : craquements humides au sommet.

A gauche et en avant : craquements humides au sommet.

A droite et en avant : respiration normale.

La malade fut soumise à la cure solaire le torse nu et la croisée ouverte, et au traitement à l'arséniate de soude et au glycérophosphate de chaux.

Les séances d'insolation réglées à 20 minutes, chaque jour à 11 heures, n'allèrent pas toujours sans inconvénient. Le soleil, à cette époque de l'année, envoie quelquefois des rayons d'une très grande énergie, et souvent ils provoquèrent quelques crachements sanglants et de légers coryzas. Il fallut tatonner au début, réduire le temps des insolations et surtout encourager la malade. Peu à peu cependant, elle s'aguerrit par l'entraînement.

Je quittai Nice à la fin de juin. Ma malade se sentait mieux. Je lui fis promettre de continuer son traitement solaire pendant mes deux mois de vacances, et je réglai méthodiquement sa cure pharmaceutique. Elle a tenu sa promesse, et je dois dire que la cure du soleil a tenu la sienne.

Le 14 septembre, Madame M... arrivait triomphante dans mon cabinet, elle avait bonne mine, elle avait engraissé, elle pesait 49 kilogrammes. Ses forces étaient revenus, son appétit était excellent, ses digestions faciles, la toux avait disparu, ses sueurs nocturnes et sa fièvre vespérale l'avaient quittée depuis longtemps, elle se disait guérie.

J'examinai sa poitrine avec le plus grand soin, et je pus constater à ma grande joie, qu'il ne restait plus que des frottements pleurétiques à la base du poumon gauche : tous les signes de tuberculose avaient disparu.

Je ne crains pas de dire que cette observation est remarquable par le résultat obtenu, et par la courte durée de la cure. On ne peut attribuer ce succès rapide qu'à l'intensité des radiations solaires pendant l'été.

SIXIÈME OBSERVATION

Mademoiselle D..., âgée de 40 ans, est une anglaise, dont la santé laisse beaucoup à désirer depuis trois ans : c'est pour cette raison qu'elle vient chaque hiver à Nice. Elle contracta une pleurésie à droite en Angleterre, en 1899 ; depuis cette époque sa santé est chancelante. Elle tousse d'une toux sèche et fatigante qui lui fait des nuits mauvaises, elle a des sueurs nocturnes assez abondantes, son appétit est médiocre. Nature molle et sans énergie, elle se laisse abattre avec une extrême facilité. Elle a beaucoup maigri depuis trois ans, et actuellement elle paraît réduite à sa plus simple expression.

Dans ses ascendants, on ne trouve aucune indication précise, si ce n'est que sa mère est morte jeune. Son père a succombé à la suite d'un accident. Elle était fille unique.

Quant à ses maladies antérieures, elle a eu étant enfant, la scarlatine : mais, sans être autrement malade, son enfance fut délicate ; dans sa jeunesse elle avait des rhumes fréquents. Sa menstruation a toujours été irrégulière et peu abondante : elle n'est plus réglée du tout depuis un an.

Depuis sa pleurésie, Mademoiselle D... a des tendances aux bronchites, surtout en hiver, elle n'a jamais eu une expectoration abondante, mais elle a craché assez souvent quelques filets de sang.

Elle me fit demander le 27 février 1903. Un vent de grippe soufflait sur Nice en ce moment, et elle en ressentait les effets qui se traduisirent par une pneumonie droite d'une intensité légère. Cette pneumonie évolua normalement sans accidents généraux bien sérieux.

Mais, là n'était pas le danger : à l'auscultation, je constatai des craquements secs au sommet droit. La pneumonie disparue, restait la tuberculose.

L'examen microscopique des crachats révéla en effet la présence des bacilles de Koch.

Le 17 mars, fut faite la première insolation, la poitrine couverte d'un gilet de flanelle blanche, la croisée fermée, surcroît de précautions exigées par la malade. La malade fit ainsi treize séances de vingt minutes. Fin mars, elle se trouvait un peu mieux, et encouragée elle consentit à faire la cure complète, c'est-à-dire le torse nu et la croisée ouverte.

Le traitement solaire a été continué sans interruption jusqu'à la fin d'avril, dans des conditions très satisfaisantes. Dans les premiers jours de mai, Mademoiselle D... a quitté Nice, ne présentant plus de signe stétoscopique anormal au sommet de son poumon droit, ne toussant plus, mangeant avec appétit, dormant bien et offrant l'aspect d'une femme délicate, mais jouissant d'une santé suffisante.

La malade a fait trente-six insolations de vingt minutes, les vingt-six dernières avec mon appareil.

Cette observation semble démontrer que la concentration des rayons solaires sur une lésion pulmonaire peu étendue, alors que se fait l'insolation générale sur le torse nu, accélère la guérison. Mon expérience n'est pourtant pas suffisante pour donner une affirmation catégorique.

SEPTIÈME OBSERVATION

M. D..., tailleur d'habits, est âgé de 29 ans. Son père a 82 ans. sa mère 46. C'est un alcoolique : de plus il a contracté une blennorrhagie et une orchite consécutive, à 26 ans. Il y a cinq mois, il entra à l'hôpital pour une bronchite, pendant laquelle il lui fut appliqué deux vésicatoires, l'un au sommet gauche et en arrière, l'autre à la base de la poitrine du même côté. Depuis, il éprouve des douleurs entre les deux épaules, il tousse fréquemment, crache quelquefois du sang, ressent un peu de fièvre vespérale et transpire abondamment pendant la nuit. Son appétit est mauvais et son amaigrissement très accentué.

Le malade a le foie hypertrophié (quatre travers de doigt au-dessous des fausses côtes).

A la percussion de la poitrine, on constate : en arrière et au sommet des deux poumons, dans la région sus épineuse et dans les fosses scapulaires, une submatité très nette. Le reste des poumons respire normalement ;

En avant, la percussion semble donner une sonorité normale.

A l'auscultation, on entend au tiers supérieur des deux poumons un murmure vésiculaire très affaibli, surtout à l'inspiration, et du côté gauche quelques craquements secs, du reste peu nombreux.

M. D... fait évidemment de la tuberculose, et ses crachats de mauvais aspect et abondants confirment mes craintes. Depuis trois mois, il a maigri de sept kilogrammes.

Je vis ce malade le 16 septembre 1903 pour la première fois. Je lui prescrivis une insolation sur le torse nu chaque jour de soleil, et, comme il ne lui était pas possible de s'ensoleiller dans l'intérieur de sa maison, il fit ses expositions dans une cour, en plein air, pendant une demi-heure. De plus, il fut soumis à un traitement à l'arséniate de soude et au glycéro phosphate de chaux.

Le 10 octobre, je constate que sa toux a diminué, que son expectoration est moindre, que ses sueurs nocturnes ont disparu, ainsi que sa fièvre vespérale. L'appétit est meilleur et les forces semblent revenir.

Le 13 octobre, le malade crache du sang.

Le 20 octobre, on le pèse; il a augmenté de deux kilogrammes depuis la fin septembre.

Le 24 octobre, on supprime tout traitement pharmaceutique.

Le 7 novembre, l'état général est de beaucoup meilleur: les sommets respirent plus largement, le murmure vésiculaire s'entend également bien à l'inspiration et à l'expiration: les râles secs au sommet gauche ne sont plus perçus.

Le 10 novembre, augmentation de trois kilogrammes, ce qui fait cinq kilogrammes depuis septembre.

Le 17 novembre, la respiration aux deux sommets, en arrière, est normale : on ne saisit plus un seul craquement sec.

Le 24 novembre, état très satisfaisant ; le malade peut être considéré comme guéri, mais je vais faire continuer les insolations quand même.

HUITIÈME OBSERVATION

Mme B..., 32 ans, domestique, appartient à une famille saine. Son père est mort à quarante-cinq ans d'une pneumonie ; sa mère, âgée de 58 ans, jouit d'une bonne santé. Elle a deux sœurs et un frère qui se portent bien, un autre frère est mort à 18 ans d'une otite interne suppurée. Ses grands parents sont tous morts à un âge avancé.

Il n'y a donc pas d'hérédité tuberculeuse.

Madame B... eut une fille à 18 ans, fit un accouchement normal : l'enfant est bien portante.

Il faut signaler que notre malade, réglée pour la première fois à 14 ans, n'a jamais eu des règles régulières. Cependant sa santé n'en souffrait pas, Avant le mois d'août 1902, elle n'avait pas eu de maladie grave. Toutefois, il faut signaler qu'étant enfant, elle avait eu des manifestations scrofuleuses très accentuées, et que plus tard elle avait été atteinte de carie de la branche montante du maxillaire supérieur à gauche.

Jusqu'en 1902, elle avait vécu avec son mari atteint de tuberculose pulmonaire, sans avoir jamais été contaminée. Pendant l'été de cette année, elle quitta Nice avec lui pour aller prendre du service dans une ville du centre de la France. Malheureusement, ni l'un ni l'autre ne trouvèrent la place qu'ils espéraient, et se logèrent dans une chambre étroite, malsaine, sans soleil, dans un appartement d'ouvriers, habituellement sale et mal tenu.

Là, elle contracta une dacryocystite aiguë à forme phlegmoneuse, qui nécessita une opération grave. Sa santé, jusque-là solide, commença à s'altérer sérieusement pendant le cours de cette affection. A peine guérie, elle prend une broncho-pneumonie grave, dont elle finit par guérir.

Mal soignée, mal logée, mal alimentée, cohabitant avec un poitrinaire, elle se trouvait dans toutes les conditions favorables pour contracter la maladie de son mari.

Rentrée à Nice au mois de septembre, dans un état de santé déplorable, elle vint me consulter le 20 du même mois.

Elle avait considérablement maigri ; chaque soir, elle avait des retours de fièvre ; elle transpirait toutes les nuits ; elle toussait sans arrêt avec une expectoration de mauvais aspect ; enfin, le pire de tous ses maux, c'est que son estomac était dans des conditions déplorables, avec tous les symptômes d'une dyspepsie sérieuse.

Cependant, à l'inspection de la poitrine, je constatai des lésions pulmonaires beaucoup moins étendues que je ne supposais. Il existait seulement de la matité au sommet du poumon droit et des craquements secs peu nombreux. Malheureusement, il n'était pas possible de l'éloigner de son mari et de l'appartement infecté qu'elle habitait avec lui.

Depuis deux mois, elle n'avait pas vu apparaître ses

règles, mais en revanche elle avait d'abondantes pertes blanches qui l'épuisaient.

Le mois d'octobre fut employé à la remettre du mauvais état de ses voies digestives et à remonter son organisme défaillant. J'y parvins avec peine.

Ce fut à cette époque, qu'ayant fini mes expériences sur la pénétration des rayons chimiques du soleil à travers le corps humain, il me vint à la pensée de soumettre mes tuberculeux à leur action directe.

C'est par elle que je commençai mes premiers essais, mais avec une très grande timidité.

Les premières séances se firent en couvrant la poitrine d'une flanelle blanche et ne duraient que dix minutes. Peu à peu, cependant, je les prolongeai pendant un quart d'heure, puis pendant vingt minutes. Enfin, je fis enlever la flanelle et l'insolation eut lieu le torse nu et la croisée ouverte. La malade s'améliorait.

Au mois de décembre, l'état général était satisfaisant, la toux avait diminué, les sueurs nocturnes avaient disparu. L'expectoration était moins abondante et de meilleur aspect, les lésions pulmonaires paraissaient moins graves, les règles étaient revenues dans les conditions ordinaires, l'appétit était bon, en somme nous marchions vers un succès certain et rapide.

Le malheur voulut que mon intéressante malade fut atteinte d'influenza pendant le mois de janvier 1903. Les séances d'insolation furent naturellement interrompues, pour soigner cette maladie nouvelle, pendant laquelle Mme B... perdit tout ce qu'elle avait gagné le mois précédent. Elle se remit pourtant.

Au mois de février, la cure solaire fut reprise de

nouveau avec le même succès. Après une vingtaine d'insolations faites avec application de mon appareil, ma
malade avait retrouvé ses forces et son appétit, la toux
était rare, l'expectoration insignifiante et blanche ; plus
de sueurs nocturnes, plus de fièvre, état général excellent;
état pulmonaire satisfaisant : nous étions en bonne voie.

Au mois de mars, elle entre au service chez ses anciens
maîtres, pensant pouvoir travailler sans trop de fatigue
et d'ailleurs obligée de servir pour vivre, son mari malade
lui-même ne pouvant lui venir en aide. Mais, comment
suivre en service le judicieux conseil de Grancher
double ration alimentaire, double ration de repos, demi-
ration de travail. Aussi, peu à peu, elle reperdit ses forces,
la toux et l'expectoration revinrent, l'estomac refusa toute
nourriture, l'infection gagna les deux poumons et elle fut
obligée de rentrer chez elle et de là à l'hôpital, où elle
mourut.

*
* *

J'ai voulu relater cette observation, à cause de la fin
malheureuse de mon intéressante malade, car elle est
pleine d'enseignements, et toute œuvre scientifique doit
signaler ses succès et ses échecs. Elle nous apprend que
malgré l'efficacité du traitement, il ne réussit pas, si
d'ailleurs les conditions hygiéniques sont mauvaises, si la
durée de l'insolation est insuffisante, si le nombre des
séances est trop restreint et si enfin les malades persistent
à séjourner dans un lieu infecté, en contact avec d'autres
tuberculeux. Elle nous apprend encore que les bacilles
atténués d'abord par l'action microbicide du soleil, peuvent reprendre leur virulence tant qu'ils n'ont pas défini-

tivement péri et que le terrain ne s'est pas suffisamment
amélioré pour lutter efficacement contre la réinfection
bacillaire.

La cure de la tuberculose par le soleil est surtout une
question de temps, qu'il s'agisse de lésions cutanées,
comme dans le lupus, ou de foyers pulmonaires, comme
dans la phthysie. Dans tous les cas, je suis fermement
convaincu que le traitement des poitrinaires par l'insolation directe donnera des résultats inespérés et des
guérisons sérieuses chaque fois que l'on consentira à
l'employer dans des conditions irréprochables d'hygiène
et de lumière.

Les radiations solaires agissent par leur double propriété
tonique et microbicide d'une manière favorable sur les
tuberculoses au 1er et au 2me degré : cela me paraît absolument certain, mais je n'ai encore aucune expérience
dans les cas plus avancés. Pourtant, le sujet qui fait
l'objet de ma première observation avait certainement
dépassé le 2me degré et il n'en a pas moins guéri. Quant
aux prédisposés, il n'est pas douteux pour moi que l'insolation directe ne doive leur être éminemment utile.
Quotidiennement employée pendant longtemps, la cure
solaire doit relever les forces de l'organisme des candidats
à la tuberculose et jouer un rôle prophylactique de
premier ordre. Il y a de fortes raisons pour croire que
cette méthode de traitement aurait une plus grande
efficacité sur eux que l'abondance des médicaments dont
on les gorge et dont l'action est souvent problématique.

J'ajoute en terminant que le tuberculeux guéri de ses
lésions pulmonaires se trouve ramené par ce fait à l'état
de candidat à une infection nouvelle, qu'il doit en consé-

quence continuer le traitement solaire longtemps encore, car il n'existe pas de signe certain pour affirmer que son organisme sera à tout jamais réfractaire. L'idéal serait évidemment de vacciner tous les prédisposés, mais jusqu'à ce que l'on ait découvert le vaccin, je suis fermement convaincu que le meilleur immunisateur est le soleil.

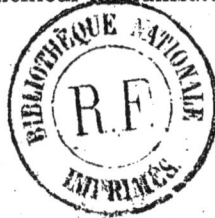

BIBLIOTHÈQUE NATIONALE R.F. IMPRIMÉS

Intensité de la Lumière bleue à Nice

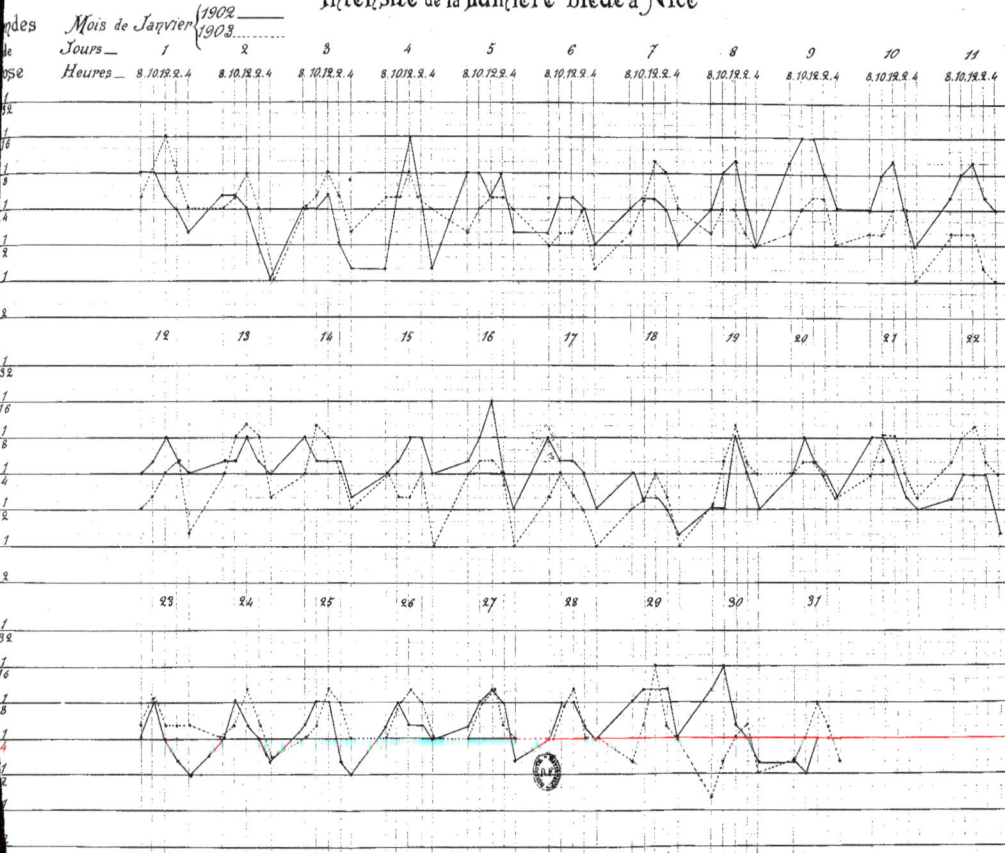

Intensité de la Lumière bleue à Nice

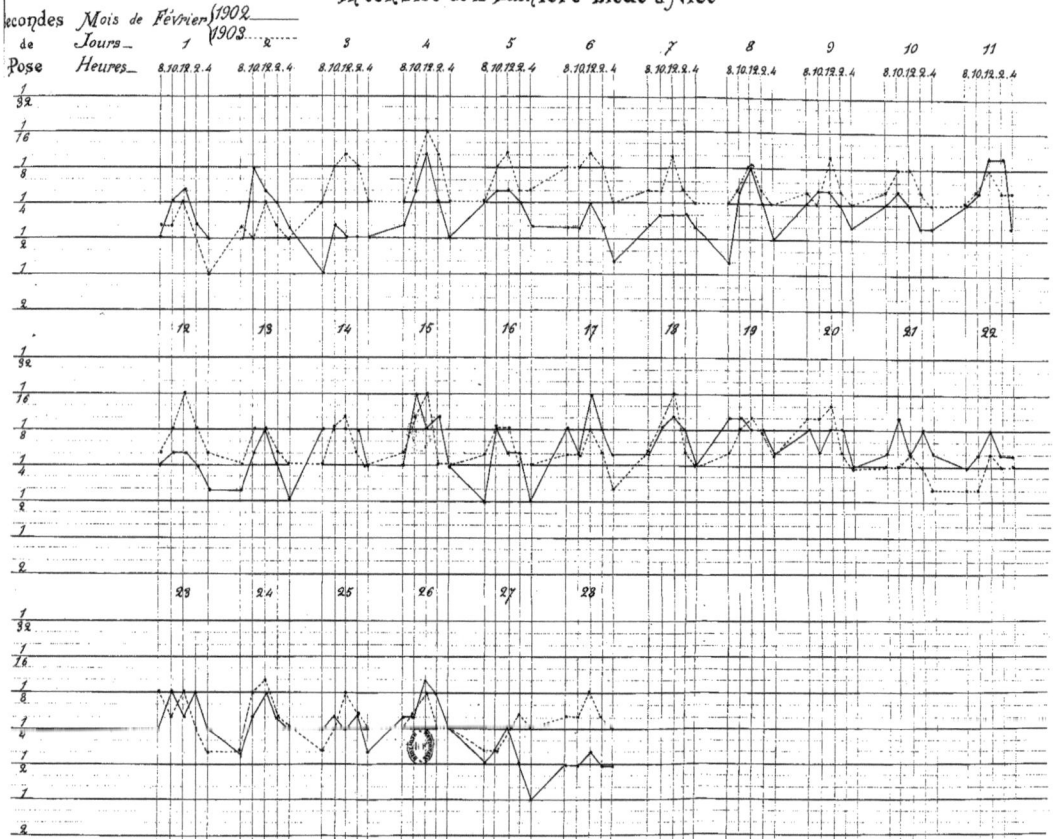

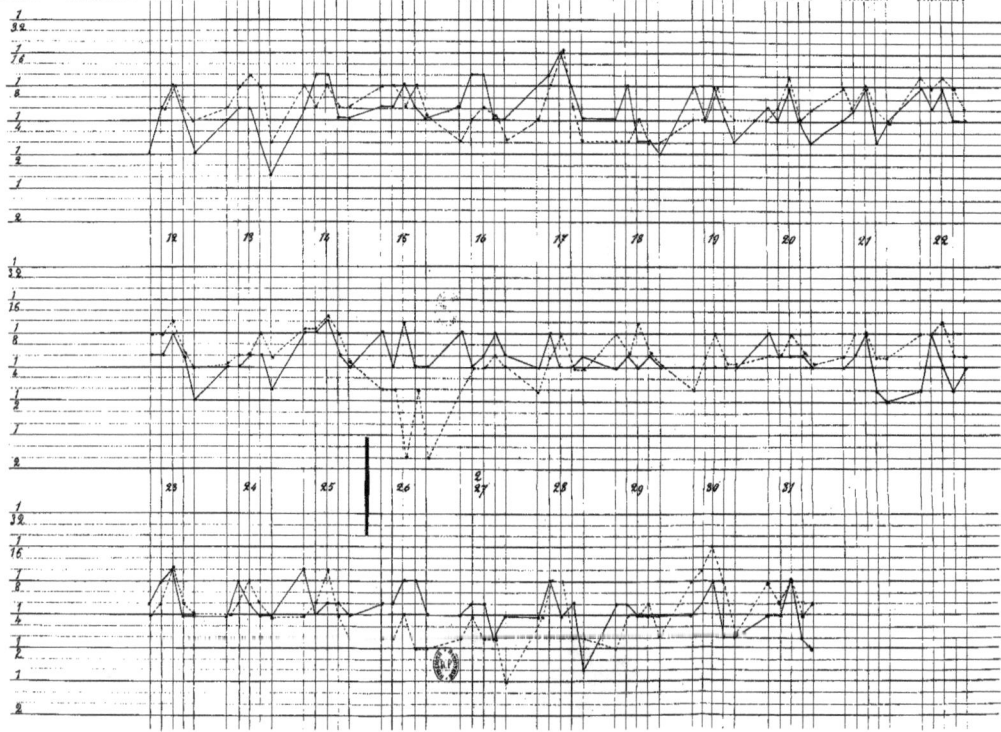

Intensité de la Lumière bleue à Nice

Intensité de la Lumière bleue à Nice

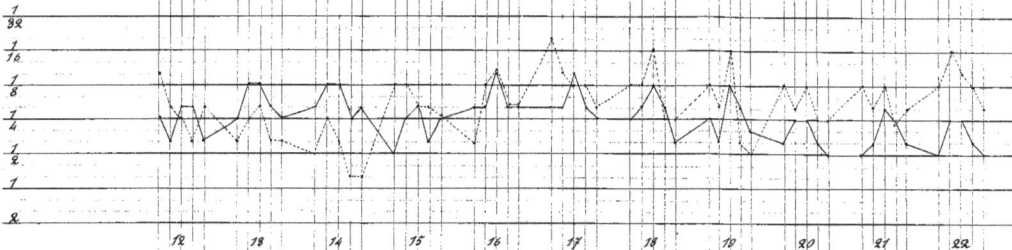

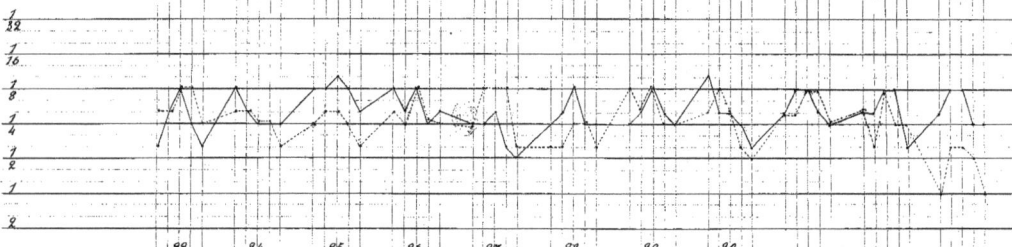

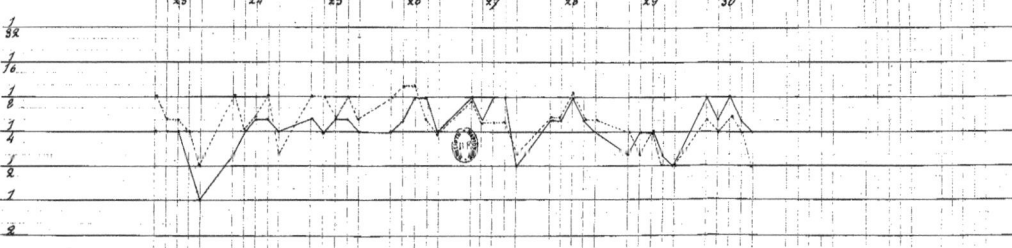

Intensité de la Lumière bleue à Nice

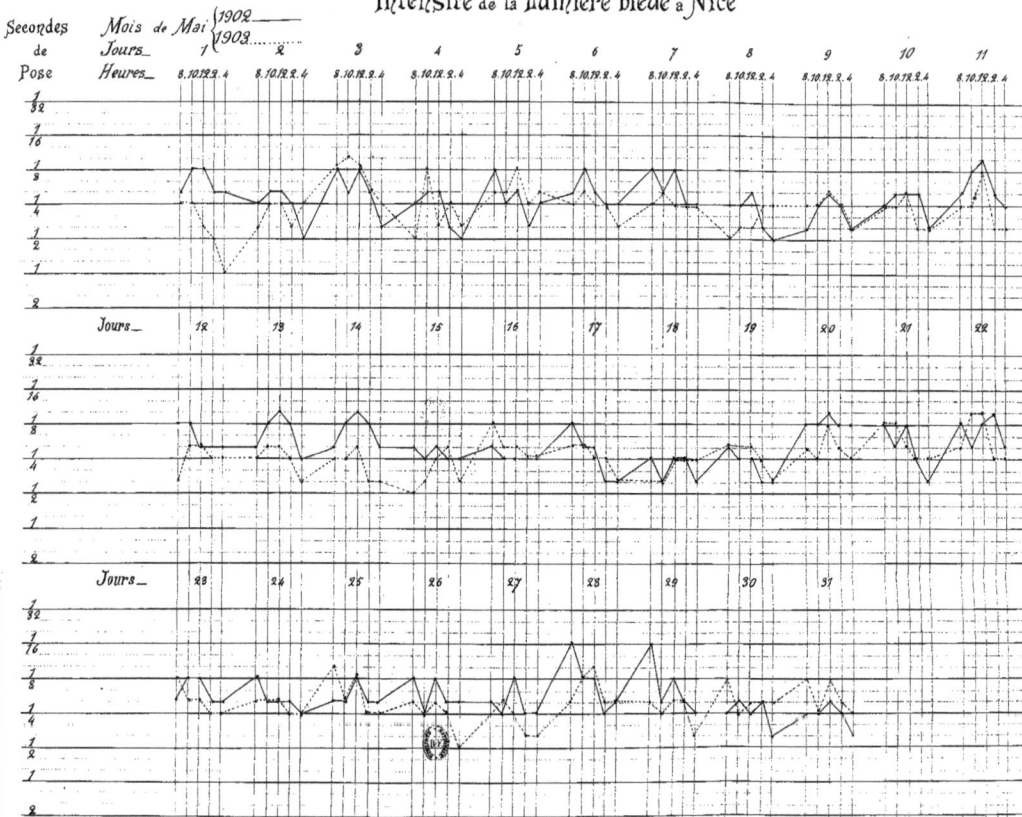

Secondes de Pose	Mois de Mai	1902										
		1903										
	Jours	1	2	3	4	5	6	7	8	9	10	11
	Heures	8.10.12.2.4	8.10.12.2.4	8.10.12.2.4	8.10.12.2.4	8.10.12.2.4	8.10.12.2.4	8.10.12.2.4	8.10.12.2.4	8.10.12.2.4	8.10.12.2.4	8.10.12.2.4

| | Jours | 12 | 13 | 14 | 15 | 16 | 17 | 18 | 19 | 20 | 21 | 22 |

| | Jours | 23 | 24 | 25 | 26 | 27 | 28 | 29 | 30 | 31 | | |

Intensité de la Lumière bleue à Nice

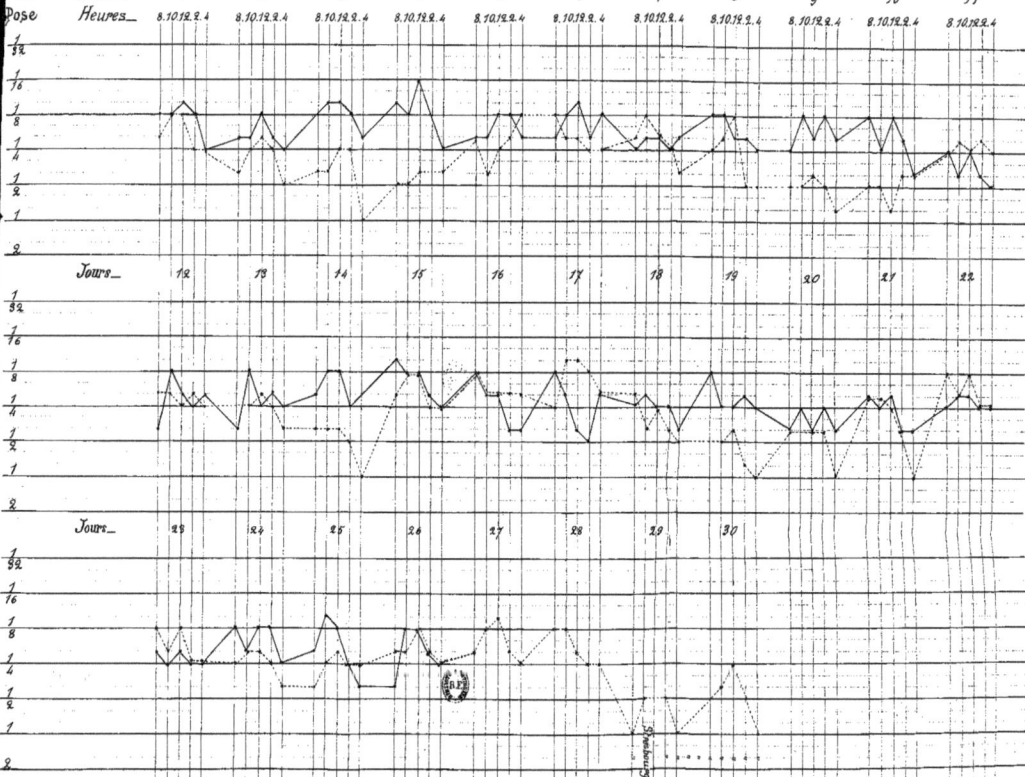

Intensité de la Lumière bleue à Nice

Intensité de la Lumière bleue à Nice

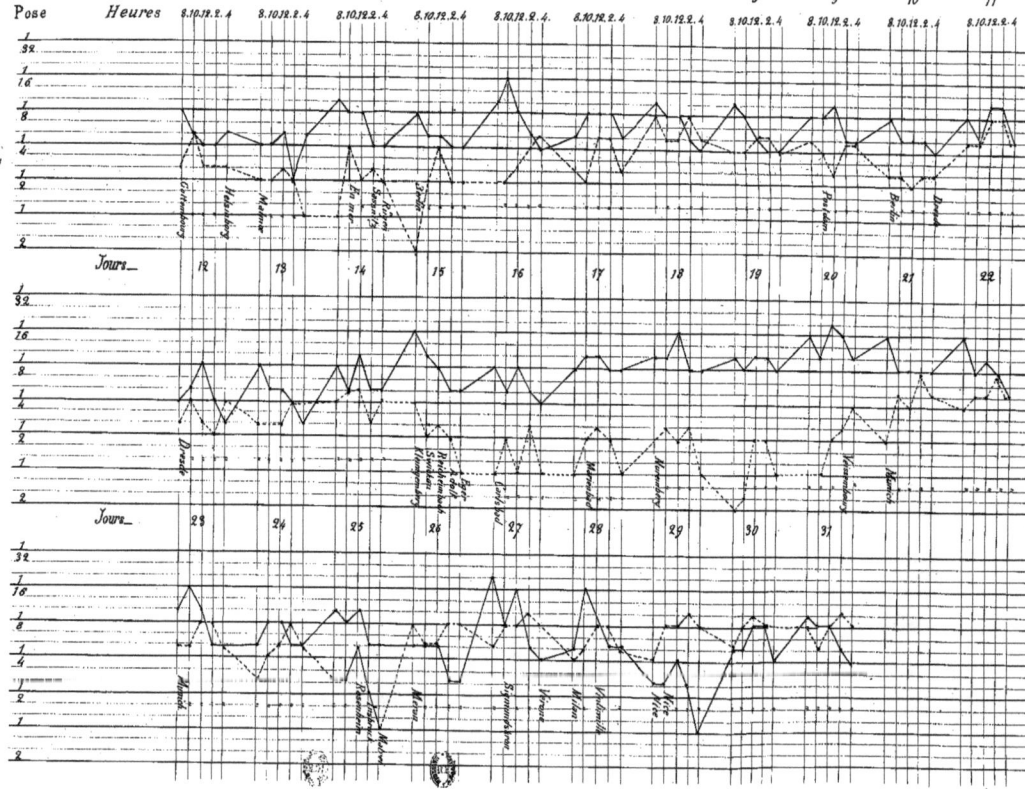

Intensité de la Lumière bleue à Nice

Secondes de Pose

Mois de Septembre 1902 ————
Jours 1903 ·······

Heures

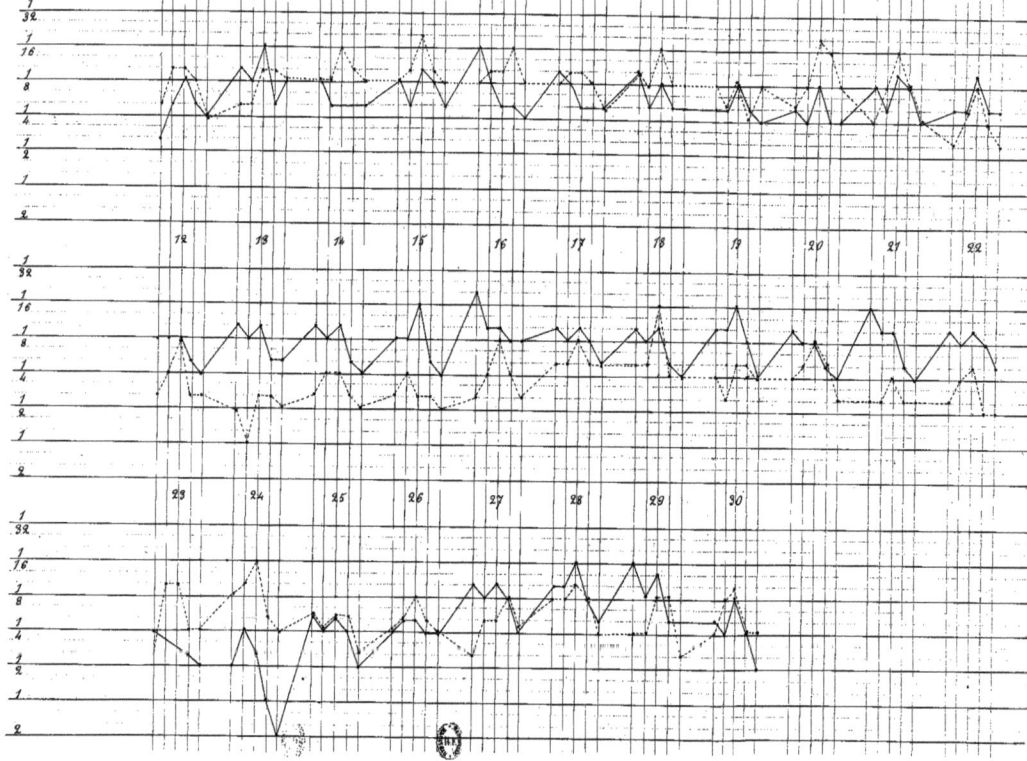

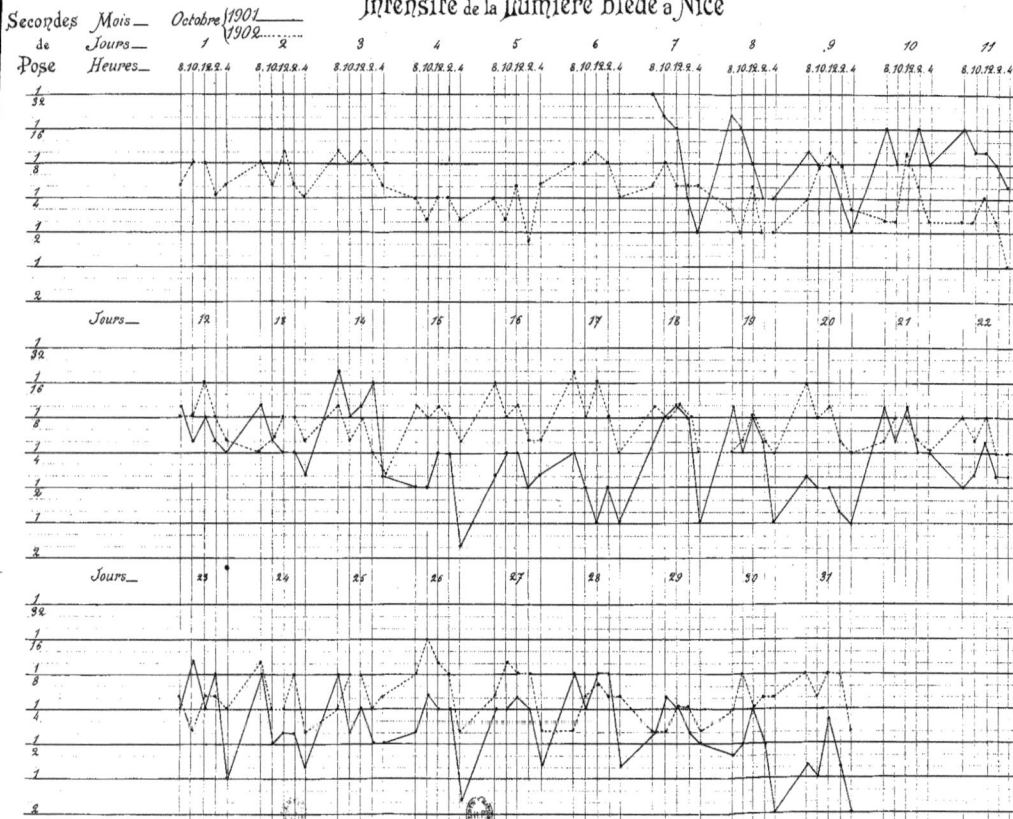

Intensité de la Lumière bleue à Nice

Secondes de Pose	Mois	Octobre 1901 1902									
	Jours	1	2	3	4	5	6	7	8	9	10	11
	Heures	8.10.12.2.4	8.10.12.2.4	8.10.12.2.4	8.10.12.2.4	8.10.12.2.4	8.10.12.2.4	8.10.12.2.4	8.10.12.2.4	8.10.12.2.4	8.10.12.2.4	8.10.12.2.4

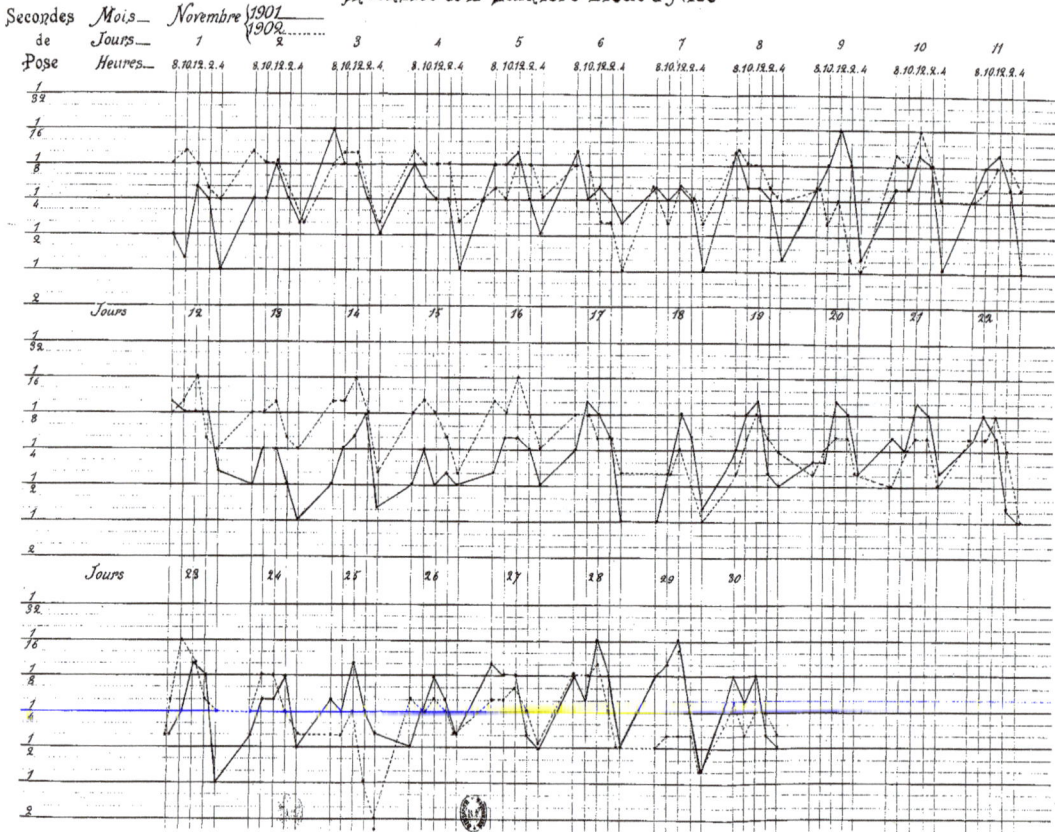

Intensité de la Lumière bleue à Nice

Intensité de la Lumière bleue à Nice

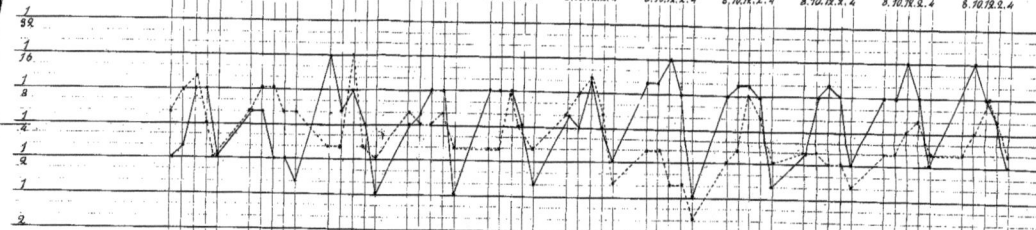

Secondes de Pose | Mois de Décembre { 1901 —— / 1902 ------

Jours — 1   2   3   4   5   6   7   8   9   10   11

Heures — 8.10.12.2.4

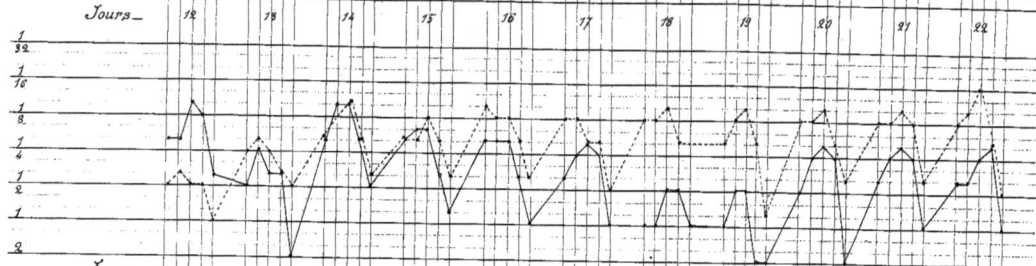

Jours — 12   13   14   15   16   17   18   19   20   21   22

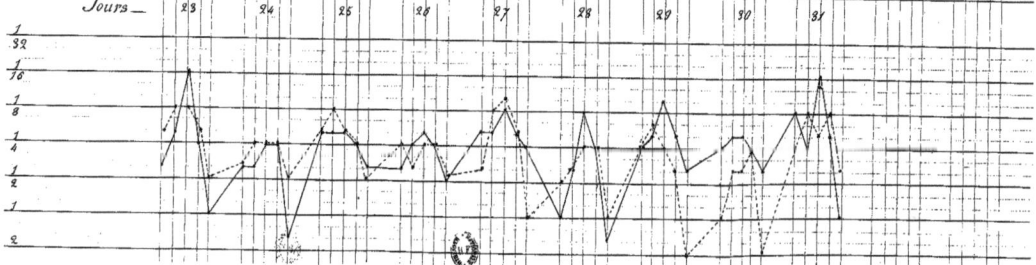

Jours — 23   24   25   26   27   28   29   30   31

www.ingramcontent.com/pod-product-compliance
Lightning Source LLC
Chambersburg PA
CBHW062007200326
41519CB00017B/4701